《专家细说内分泌疾病》丛书

甲状腺疾病

主编　朱本章

陕西新华出版传媒集团

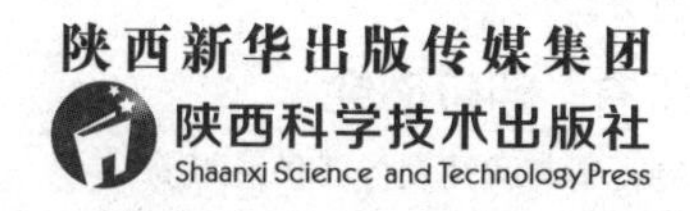

图书在版编目（CIP）数据

甲状腺疾病 / 朱本章主编. —西安：陕西科学技术出版社，2019.4

（专家细说内分泌疾病）

ISBN 978-7-5369-7401-2

Ⅰ. ①甲… Ⅱ. ①朱… Ⅲ. ①甲状腺疾病—诊疗 Ⅳ. ① R581

中国版本图书馆 CIP 数据核字（2018）第 262116 号

甲状腺疾病

朱本章　主编

策　　划　宋宇虎

责任编辑　高　曼　潘晓洁　孙雨来

封面设计　萨木文化

出 版 者　陕西新华出版传媒集团　陕西科学技术出版社

西安市曲江新区登高路1388号　陕西新华出版传媒产业大厦B座

电话（029）81205187　传真（029）81205155　邮编710061

http://www.snstp.com

发 行 者　陕西新华出版传媒集团　陕西科学技术出版社

电话（029）81205180 81206809

印　　刷　陕西思维印务有限公司

规　　格　787mm × 1092mm　16开本

印　　张　15.25

字　　数　180千字

版　　次　2019年4月第1版

2019年4月第1次印刷

书　　号　978-7-5369-7401-2

定　　价　49.80元

《专家细说内分泌疾病》丛书

编委会

主 编 简 介

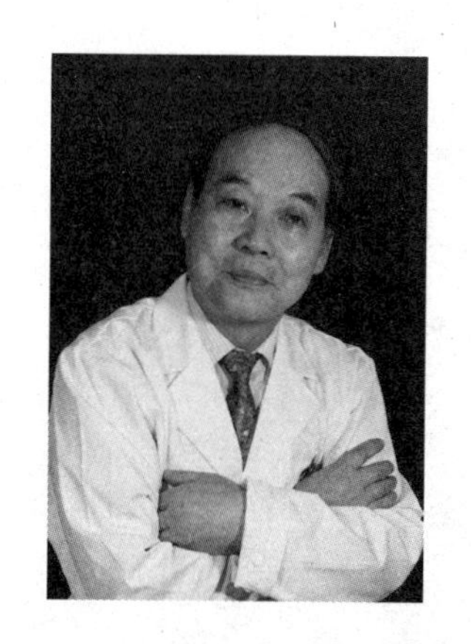

朱本章，主任医师，教授。1970 年毕业于北京大学医学院，1993 年美国路易斯维尔大学访问学者。前西安交大一附院内分泌科主任、内分泌－风湿病科主任。第 4 届中华医学会糖尿病学分会全国委员，第 1 和第 2 届陕西省糖尿病学会主任委员， 第 2 和第 3 届西安市内分泌－糖尿病学会主任委员，第 1 届西安临床免疫学会主任委员。美国 HOPE 基金会糖尿病教育专家组成员和西安教育基地前负责人。第 11 届陕西省人大代表兼常委，第 9 届陕西省政协常委，第 11 和 12 届西安市政协常委。现任陕西省保健协会糖尿病专业委员会主任委员，陕西省医学会糖尿病学分会名誉主任委员，西安市医学会内分泌糖尿病学分会名誉主任委员，国家自然科学基金评审专家，《西安交通大学学报》医学版、《中华临床医师》杂志、《继续医学教育》杂志和《糖尿病之友》等杂志编委等。

发表学术论文 70 余篇。主编出版《临床糖尿病的现代诊断和治疗》等专著 4 本，副主编出版专著 1 本，主译和参编出版专著 12 本。主持完成卫生部科研项目 2 项、国家自然科学基金 1 项。曾获省厅级奖 2 项、省部级奖 1 项及其他奖多项。

前 言

甲状腺疾病，特别是甲状腺功能减退症、甲状腺功能亢进症、甲状腺结节和甲状腺炎等是临床常见病、多发病。此类疾病诊断程序繁杂，病程冗长，病情反复，治疗方法不理想，多数需要长期服药，严重地危害了人们的身体健康，影响了民众的生活质量。

笔者作为临床内分泌科医生，已在内分泌专业的医、教、研一线工作了 48 年。多年来从事面对患者的医疗工作和面对医学生、青年医生的教学实践，深感甲状腺疾病的教育相对于糖尿病的教育来说薄弱得多。

甲状腺病的患病率正在逐年攀升。以甲状腺功能减退为例：流行病学调查发现美国 12 岁以上居民的患病率为 4.6%；中国 2010 年 10 座城市的社区调查显示 20 岁以上居民的患病率为 6.5%；若以 TSH > 4.2 mIU/L 为诊断切点，则患病率为 17.8%，其中亚临床甲状腺功能减退为 16.7%，临床甲状腺功能减退为 1.1%。但民众对甲状腺病知晓率很低，并且基层医生、年轻医生对甲状腺疾病也比对心血管疾病、呼吸疾病、消化道疾病等生疏。为了向民众普及甲状腺病的科学知识，为了有助于基层医生、年轻医生和全科医生熟悉甲状腺疾病的防治技能，应陕西科学技术出版社宋宇虎副总编的邀请，笔者以问与答的形式编写了这本《甲状腺疾病》，希望对广大患者、患者家属、基层医生和全科医生有所帮助。

本书力求将国内外甲状腺疾病防治的新进展、新技术、新药物和新理念等最新的科学知识呈现给读者，尽力体现医学的科学属性。本书内容丰富，图文并茂，一问一答。本书将常见的甲状腺疾病的临床表现、实验室检查、诊断标准和自我发现、治疗方法、治疗药物、药物的毒副作用,以及如何看懂化验单、如何配合医生治疗、如何自我发现病情变化、如何识别药物的毒副作用等做了细致的解答，体现了医学的社会属性。

当前开放二胎生育政策，妈妈们和准妈妈们对于胎儿和新生儿的健康高度关注，都渴望孕育和生出一个健康的宝宝，为此我们专门编写了“妊娠甲状腺疾病”相关内容，对妊娠期甲状腺疾病、胎儿甲亢、胎儿甲状腺功能减退以及新生儿甲亢、甲状腺功能减退，结合国内外最新研究进展和笔者经验做了超前和细致的解答，体现了医学的人文属性。

另外，甲状腺结节患病率和检查发现率逐年升高，正确看待、鉴别和治疗甲状腺结节已刻不容缓。为此我们专门编写了“甲状腺结节和甲状腺癌”相关内容，对结节的分类、超声表现，甲穿细胞涂片表现、良恶性的鉴别，恶性结节的诊断、治疗和预后做了详细的解答。

本书采用问与答的形式，贴近临床，讲究实际；选问精炼，答题丰富；内容紧扣防治，兼顾科学性、社会性和人文性。本书力争使读者花费最少的时间和金钱而开卷获益。本书参考了最新的国内外相关文献，并融入了笔者多年的临床经验，可供基层医护人员和初学内分泌专业的年轻医生参考。

笔者声明：本书所介绍的药物都是处方药，必须是医生确诊了疾病，由医生开处方，在医生的指导下进行治疗。一个医药管理制度健全的国家，没有处方是买不到处方药的。但是由于利润驱动，社会上可能存在违规售药的现象，希望读者以生命为重，严格遵守医嘱，不要违规私自用药。本书的编写目的不是教大家如何做医生，而是要打破医患医学信息不对称的壁垒，让大家知道更多相关知识和信息，在疾病的医疗实践过程中，可以更好地配合、参与医生的诊断和治疗，争取真正做到或享受到“以患者为中心”的个体化的精准医疗服务。

陕西科学技术出版社的宋宇虎副总编辑发起和组织编写本书和相关丛书，并一直支持和帮助本书编写工作，特以致谢！并向为本书出版付出辛勤劳动的责任编辑致谢！

编者

2018年5月

目 录

1. 什么是甲状腺

甲状腺是人体最大的内分泌腺体，位于颈前下部，紧贴气管软骨前面和两侧，由左右两叶和峡部构成，呈蝶形或H形；部分人甲状腺峡部还有一向上延伸的指状的锥体叶。甲状腺两侧叶后面同4枚甲状旁腺、血管和喉返神经等相连。甲状腺位置、形态见图1。

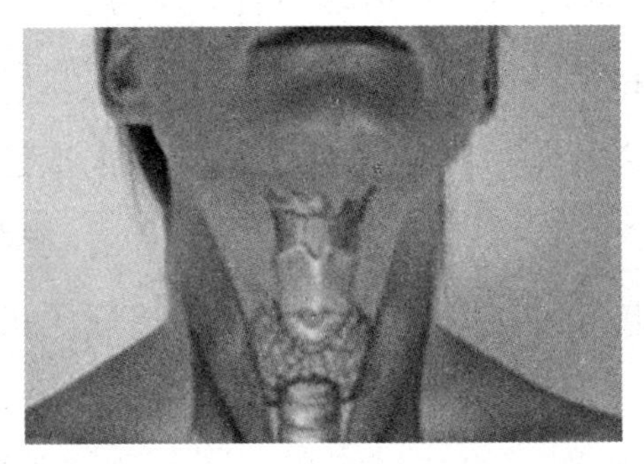

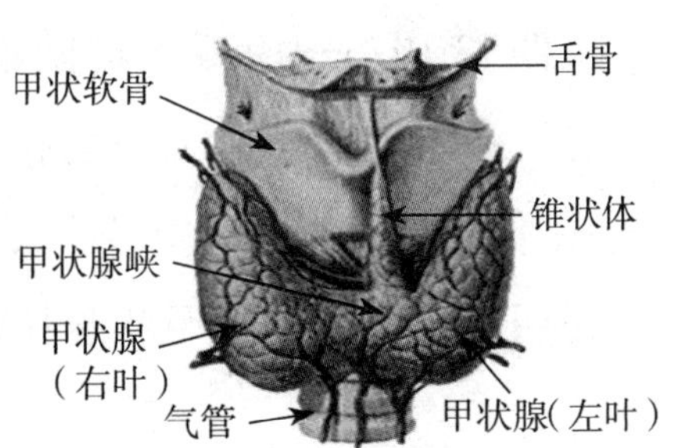

图1 甲状腺位置、形态

甲状腺是人体血液供应最丰富的器官，2对动脉——甲状腺上、下动脉从两侧上下进入腺体，每分钟可允许100~150mL血液流经甲状腺，按每克组织血流量计算，比流经脑和肾脏的血液还多，是肾脏血流量的2~3倍。新鲜血液带来了丰富的营养、碘和氧，供甲状腺所需，这表明甲状腺是人体最重要的器官之一。

2. 甲状腺有多大

成人甲状腺每叶高约5cm，宽2.5cm，厚2cm；峡部高、宽均为2cm，厚约0.5cm。成人甲状腺重15~25g，新生儿甲状腺重约2g，

10 岁儿童重约 12g。

3. 何为甲状腺肿大

正常人甲状腺看不见，也摸不到，如果看得见或摸得到，即为甲状腺肿大。肿大的甲状腺不仅影响美观，严重者尚可压迫邻近结构，如压迫气管会引起呼吸困难，压迫喉返神经会引起声音嘶哑等。

陕西省 1975—1980 年群防群治了 8.4 万余例地方性甲状腺肿大患者，手术切除了肿大甲状腺 3 万例，其中有的甲状腺肿大重达 5~6kg，像颈前又长个“脑袋”；最重的病例达 12kg，患者活动时必须先用双手将巨大的甲状腺托起才能平衡身体，给患者造成了极大痛苦。

4. 甲状腺为什么会随着吞咽动作而上下移动

在医生给患者进行甲状腺检查时，医生往往会嘱咐患者做吞咽动作。正常情况下，甲状腺无肿大，吞咽时既看不见也不会触及甲状腺明显移动。但是，如果甲状腺出了问题，即甲状腺发生肿大，我们就可以看见或者触及肿大的甲状腺随着吞咽而上下移动。甲状腺之所以跟随吞咽而移动，是因为其被两层膜所包绕，外层为甲状腺被膜，内层为甲状腺固有被膜，他们虽然很薄，但紧贴甲状腺腺体。甲状腺借助外层被膜可固定于气管和环状软骨上，还借助两叶上极内侧的悬韧带连接于甲状腺软骨上。因此，吞咽时甲状腺随喉结的移动而上下移动。

5. 甲状腺结构如何

甲状腺主要由无数个球状的滤泡构成。滤泡“小球”壁由一层骰状的腺上皮细胞组成，这些细胞的主要功能是从血流中摄取碘、氧和其他营养物质,用以合成甲状腺激素,并在机体需要时分泌入血。

滤泡直径约 0.25~0.5mm，滤泡间有丰富的毛细血管网、淋巴管和神经末梢。滤泡“小球”内含有很多由甲状腺球蛋白构成的胶质，甲状腺球蛋白分子上储存着很多甲状腺激素，这是储存甲状腺激素的“仓库”，滤泡结构见图 2。

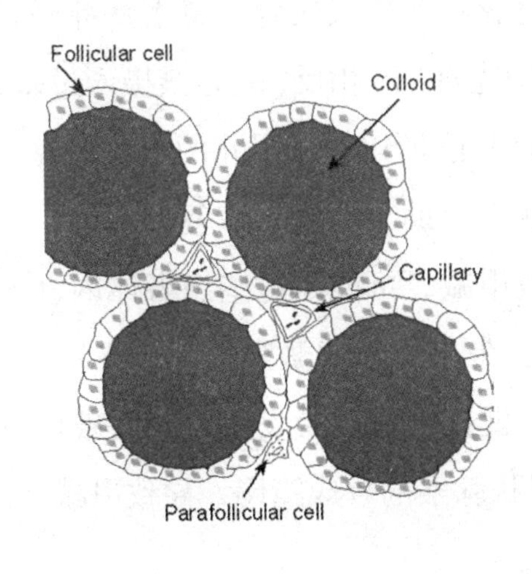

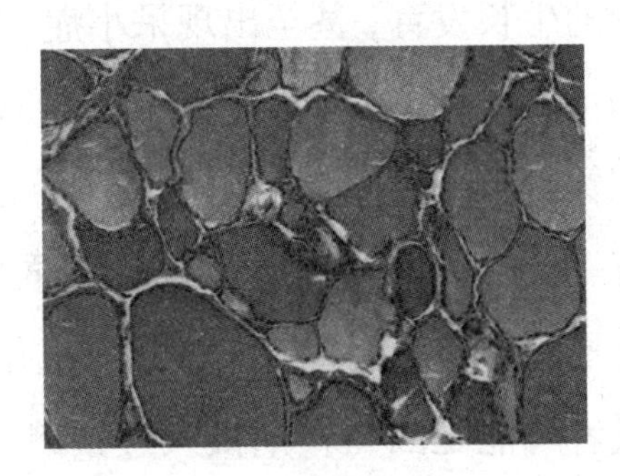

图 2 甲状腺滤泡结构

甲状腺储存的激素约够人体 2~3 个月的需要。因此，在用硫脲类药物（甲巯咪唑、丙硫氧嘧啶等）治疗甲亢的初期，虽然甲状腺激素已受到了硫脲类药物的抑制，但以前储存在滤泡中的已合成好的激素不受硫脲类药物的影响，仍然要释放入血，所以单独使用硫脲类药物不能消除甲亢的症状，必须同时加用普萘洛尔等药；只有等储存的甲状腺激素耗尽，新的激素合成又受到了阻断，甲亢的症状才真正消失，才可单独使用硫脲类药物治疗甲亢。

6. 碘和甲状腺之间有什么样的关系

碘是人体必需的微量元素，是甲状腺制造甲状腺激素的主要原料。碘的摄入会影响甲状腺激素的合成，因此会影响甲状腺的功能，摄入碘过高或者过低都会引起甲状腺功能异常。如果长期存在碘的摄入量不足，可以造成甲状腺激素合成减少，形成典型的甲状腺功能减退。尤其对于儿童，碘缺乏可影响其生长发育，特别是神经系统的生长发育，甚至出现呆小症，即克汀病。相反，一旦碘摄入过多，即可产生过多的甲状腺激素而导致甲亢，所以对于甲亢的患者来说，在饮食上要严格限制碘的摄入，从而有助于病情的恢复。不过，也有一部分人因为碘摄入过多而导致甲减，可能是这些患者体内进入过量的碘后反而抑制了碘的有机化（制造甲状腺激素的一个环节），或者可能是因为长期摄入过量碘，促使甲状腺炎发生，继而破坏了自身的滤泡细胞及其功能，造成甲状腺素的合成障碍，导致甲减。

7. 甲状腺对人体有哪些作用

甲状腺通过合成和分泌甲状腺激素，调节人体的下列功能：①生长和发育；②物质代谢和能量代谢；③心血管系统正常活动；④消化系统正常活动；⑤神经系统正常活动；⑥血液系统正常活动；⑦生殖系统正常活动。可以说，甲状腺激素是人体最重要的激素，是作用时间和空间跨度最大的激素，其作用时间跨度从受精开始到人的一生；其空间跨度是几乎作用于人体所有的器官和组织，对人体的生长、发育、代谢和组织分化等各方面都有深远的影响（图3）。

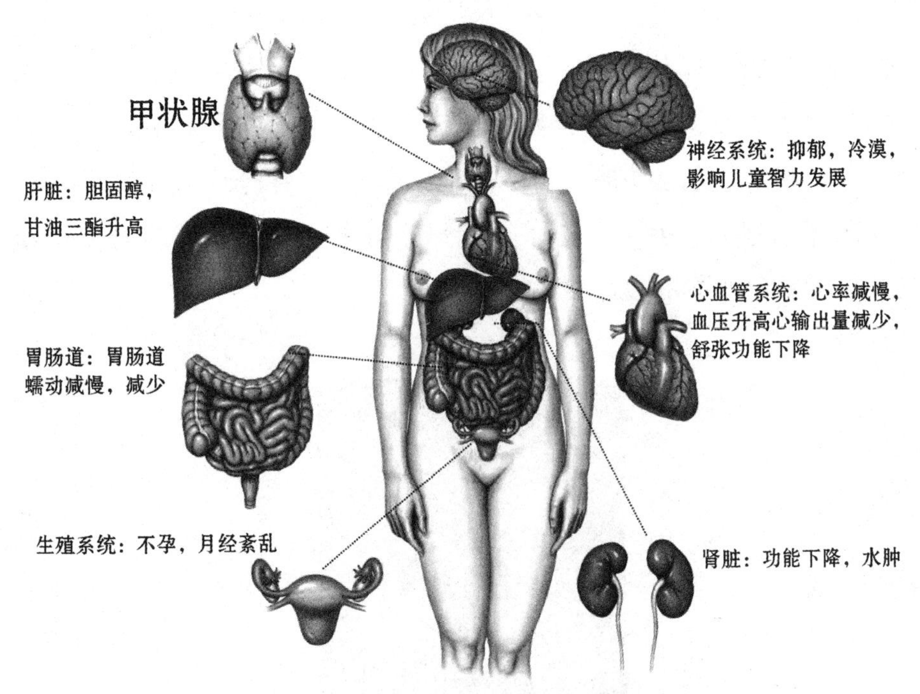

图3 缺乏甲状腺激素对各系统功能的影响

8. 甲状腺激素对人的生长和发育有何影响

当前国家允许生二胎，如何能保证诞生一个健康的宝宝？甲状腺激素起着重要作用。甲状腺激素是调节人体正常生长和发育必需的激素，甲状腺激素是通过调节特定的结构基因的转录和表达来体现其作用的。

怀孕早期，特别是怀孕的前3个月，胎儿的甲状腺还没有分化成形，此时的胎儿所需要的甲状腺激素是母体通过胎盘传递来的，如果母体缺少甲状腺激素，则传递给胎儿的就少。胎儿期和新生儿期是中枢神经系统，特别是大脑皮层发育完善的关键时期，此时缺乏甲状腺激素，会导致中枢神经系统发育不全（图4）。出生后新生儿体温低、活动少、哭闹少、反应迟钝、食欲不振、便秘。此后，体格和智力发育障碍，严重者可表现“呆、小、聋、哑、瘫”，可有四肢粗短、骨龄延迟、鸭状步态、智力低下，被称为克汀病（呆小症）。轻者，新生儿长大后“智”不如人，在今后人生竞争中已经输在“起跑线”上了。如果孕期母亲和新生儿时期及时补充甲状腺激素可避免悲剧的发生。

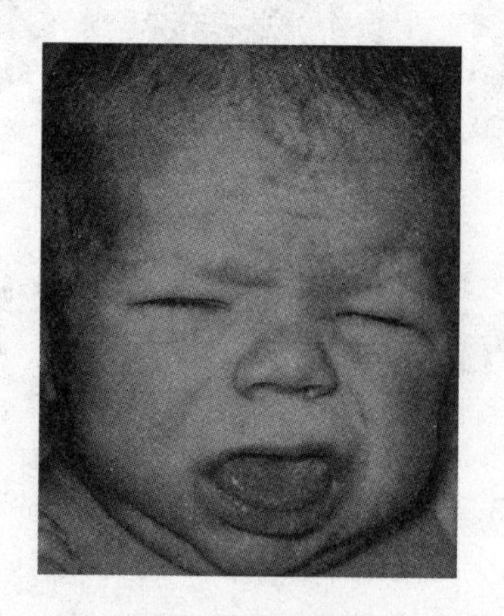

图4 新生儿甲减

幼年缺乏甲状腺激素，发育和生长受累类似克汀病，程度较轻。较大的儿童缺乏甲状腺激素，不会出现呆、小、聋、哑、瘫，但出现体格矮小、青春期延迟、智力差、学习成绩差。成人期缺乏甲状腺激素，因为神经系统的发育和体格生长已经完成，所以对身高和智力影响不大，但思维迟钝、反应缓慢，激素替代治疗后可好转。

严重的克汀病常见于地方性甲状腺肿大流行区，由于缺乏碘，甲状腺激素合成不足，不仅人会患克汀病，专家们考察发现该地区的动物也智力低下，笨狗见人不咬，傻驴只会转圈拉磨。

9. 甲状腺激素对人体物质代谢和能量代谢有何影响

甲状腺激素是调节机体物质代谢和能量代谢的主要激素之一。

（1）产热效应　甲状腺激素能加速细胞的氧化磷酸化反应，在提供组织器官所需能量的同时释放热量，以维持正常体温。甲亢时，产热过多，患者怕热、多汗、皮肤湿润，可伴有低热；甲亢危象时，高热达39℃以上，大汗淋漓。甲减时，产热减少，患者怕冷、少汗、皮肤干冷；甲减危象时，可出现低体温。

（2）对水盐代谢的影响　甲减患者体内水钠潴留，水钠和黏多糖、黏蛋白一起沉积在细胞间隙，引起黏液水肿。甲亢患者体内钙磷排泄增多，长期甲亢未得到控制，将引起骨质疏松。

（3）对糖代谢的影响　甲状腺激素能促进肠道对糖的吸收，升高餐后血糖，甲亢患者则可能出现餐后尿糖阳性；小剂量甲状腺激素会促进糖原合成，大剂量则相反；甲状腺激素会促进肝脏、脂肪组织和肌肉对葡萄糖的摄取和利用。

（4）对蛋白质代谢的影响　甲状腺激素能促进蛋白质的合成，也能促进其分解。甲亢时，分解大于合成，患者消瘦，尤其是近端肌群瘦弱无力，引起慢性甲亢肌病；甲减时，组织清除黏多糖、黏蛋白能力减低，沉积增多伴随水钠潴留，可引起黏液性水肿。

（5）对脂肪代谢的影响　甲状腺激素会促进胆固醇的合成、分解和排泄。甲亢时，胆固醇的利用、分解和排泄增加，则血中胆固醇降低；甲减时，会出现相反情况，血脂升高。

（6）对维生素代谢的影响　甲状腺激素能促进体内的胡萝卜素转化为维生素 A，甲减时该转化出现障碍，导致高胡萝卜素血症，患者全身皮肤发黄，但不是黄疸。黄疸患者皮肤和眼睛都发黄，而甲减仅皮肤发黄。甲亢时全身代谢亢进，需求增加，可能出现多种维生素缺乏，应适当补充。

10. 甲状腺激素对人体的心血管系统有何影响

甲状腺激素是调节机体物质代谢和能量代谢的主要激素之一。

心脏是甲状腺激素最重要的靶器官。甲状腺激素可以通过调节心肌某些特定的基因，如 α－肌球蛋白重链基因、苹果酸酶基因和钾 / 钠 -ATP 酶等基因的表达，直接作用心脏；也可通过调节交感神经活动和全身代谢而影响心脏。适量甲状腺激素对维持心血管系统的正常活动是必需的。

甲状腺激素过多，会对心脏产生以下不利影响：①直接作用于心肌细胞，对心肌代谢、心肌蛋白和心肌酶的合成及心肌收缩性、心电生理和血流动力学不利；②增强了儿茶酚胺对心肌的作用；③导致全身高代谢状态，心脏处于高动力循环中，加重了心脏的负担，其表现有：心动过速，重者有心房纤颤或其他心律失常；收缩期血压升高，舒张期血压降低，脉压增大；长期下去会导致心脏扩大，甚至心力衰竭，称为甲状腺功能亢进性心脏病（甲亢心）。

甲状腺激素缺乏，心肌代谢障碍，黏多糖、黏蛋白沉积增多，心肌肿胀，心肌间质纤维化，收缩力减弱，张力下降。表现为心率慢、心音低、血压低、心脏扩大、心包积液，也会发生心力衰竭。这种由于长期缺乏甲状腺激素，导致的心肌病变和心包积液，称为甲状腺功能减退性心脏病（甲减心）。

11. 甲状腺激素对人体的消化系统有何影响

甲亢患者易饿、多食；大便次数增加，常有腹泻。这与甲状腺激素促进了胃肠排空，刺激肠蠕动，加快了肠吸收有关。此外，过量的甲状腺激素可能对肝细胞有直接毒性作用，全身高代谢，耗氧量增加，肝小叶中心部相对缺血缺氧，则甲亢患者常有肝肿大，转氨酶升高，严重者出现黄疸，甲亢危象时可出现肝功能衰竭。

甲减时胃肠排空时间延长，肠蠕动减慢，患者常有便秘和食欲减低等表现。

12. 甲状腺激素对人体的神经系统有何影响

甲状腺激素对中枢神经系统发育的影响如前述（见问题8）。甲亢时，大脑皮层和交感神经兴奋性增强，易激动、多语好动、兴奋失眠，可有精神变态；腱反射亢进，伸手、伸舌可见细微颤抖；甲亢危象时可出现谵妄、昏迷。甲减时表情淡漠，少言寡语，乏力嗜睡，反应迟钝，行动迟缓，记忆减退，智力低下，严重者可出现精神紊乱。

13. 甲状腺激素对人体的血液系统有何影响

甲状腺激素参与维持人体正常的造血功能，甲减时，造血功能低下，常见有贫血，补充甲状腺激素后好转；甲亢时，白细胞和血小板寿命缩短，数量偏低，淋巴细胞相对增多。

14. 甲状腺激素对人体的生殖系统有何影响

甲亢时，女性出现月经减少，经期不规则，甚至闭经；男性出现阳痿，偶有男性乳房发育。甲减时，性欲减退，男性阳痿，女性月经量多，可有溢乳现象，病久闭经。

15. 人体是如何调节甲状腺活动的

下丘脑－垂体－甲状腺轴的调节又称反馈调节，是甲状腺生理活动的最重要调节机制。

下丘脑接受大脑皮层的指令，分泌促甲状腺激素释放激素（简称 TRH）；TRH 随血流到达垂体前叶，促使垂体前叶细胞分泌促甲状腺激素（简称 TSH）；TSH 随血流到达甲状腺，促使甲状腺摄碘，促进甲状腺合成和释放甲状腺激素；甲状腺激素再随血流到达全身各组织器官，调节人体的生长、发育、代谢和组织分化等生理活动。

血中的甲状腺激素对垂体分泌 TSH 和下丘脑分泌 TRH 也有反调节作用，这种“下级”内分泌腺激素对“上级”内分泌腺激素分泌的反调节，称反馈调节。“下级”内分泌腺激素对“上级”内分泌腺激素的分泌起促进作用，为正反馈；起抑制作用，为负反馈。甲状腺激素对下丘脑－垂体激素分泌的反馈调节属于负反馈（图5）。

反馈调节保证了正常人血中甲状腺激素浓度的恒定。当血中甲状腺激素升高时，对下丘脑－垂体的分泌产生抑制作用，TRH和TSH分泌减少，则对甲状腺的刺激作用减弱，甲状腺激素分泌减少，血浓度降至正常。当血中甲状腺激素浓度降低时，对下丘脑－垂体的抑制作用减弱，则TRH和TSH分泌增多，对甲状腺的刺激作用增强，甲状腺激素分泌增多，血浓度升至正常。

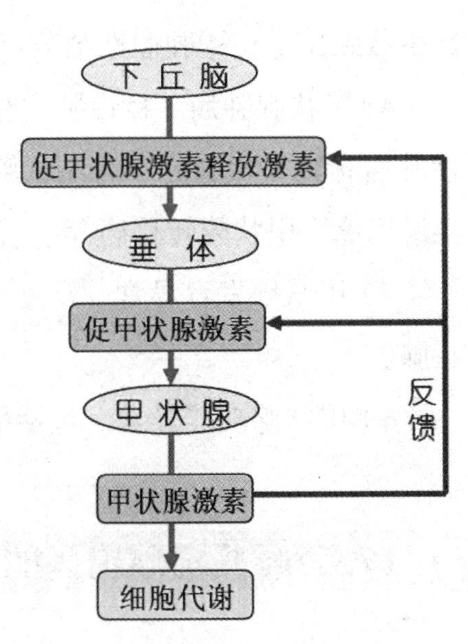

图5 下丘脑－垂体－甲状腺轴

16. 常见的甲状腺疾病有哪些

简单地说，甲状腺会出现下列6大类病：

（1）甲状腺肿 包含弥漫性甲状腺肿、结节性甲状腺肿、碘缺乏性甲状腺肿和高碘性甲状腺肿。

（2）甲状腺炎 包含急性甲状腺炎、亚急性甲状腺炎、慢性淋巴细胞性甲状腺炎、产后甲状腺炎、无痛性甲状腺炎和慢性侵袭纤维性甲状腺炎。

（3）甲状腺结节 可分为：①甲状腺肿增生性结节：结节性甲

状腺肿、毒性结节性甲状腺肿、自主性高功能甲状腺结节；②囊肿；③炎症性结节：感染性（急性和亚急性甲状腺炎）和非感染性（桥本氏甲状腺炎）；④肿瘤性结节：分为良性肿瘤和恶性肿瘤。

（4）甲状腺肿瘤　良性肿瘤有甲状腺腺瘤、血管瘤、纤维瘤等；恶性肿瘤有乳头状腺癌、滤泡状腺癌、未分化癌、髓样癌、甲状腺恶性淋巴癌、甲状腺转移癌等。

（5）甲状腺发育异常　常见疾病有甲状腺舌管囊肿或瘘、异位甲状腺。

（6）甲状腺功能异常　包括甲亢和甲减。

17. 有哪些症状出现时应该考虑甲状腺疾病

甲状腺疾病的症状主要可以分为以下 4 大类，如果有其中的部分症状，就要考虑是否患有甲状腺疾病。

（1）颈部症状　甲状腺疾病本身可以表现为颈部局部改变，比如甲状腺肿大，如果能够看到或者触摸到肿大的甲状腺在吞咽时随着喉结上下活动，应考虑甲状腺疾病的可能。

单纯性甲状腺肿以颈前无痛性肿大为主要表现，病情严重时可以出现压迫症状，表现为呼吸或吞咽困难。甲状腺肿瘤或结节多表现为颈部单个或多个结节性肿块，恶性肿瘤常单发，质地偏硬，形态不规则，和周围组织边界不清楚，活动度差，生长较快。

亚急性甲状腺炎可继发于上呼吸道感染后出现颈前疼痛，伴颈前触痛、压痛，疼痛可向胸部、颌下、耳后和枕部放射，咀嚼、吞咽或转动颈部时疼痛加重，常伴有发热、寒战、全身酸痛等症状。

（2）甲状腺激素分泌异常引起的全身代谢异常症状　甲状腺激素分泌过多或过少都可以表现出全身的相应症状，还可以影响全身多种器官和系统，如消化、心血管、血液和生殖系统等。甲亢时，血液中甲状腺激素水平升高，可引起心悸、气促、怕热多汗、烦躁不安、食欲亢进、消瘦、颈部肿大，甚至会有突眼、月经紊乱等全身症状。甲减时，可表现为怕冷、乏力、少汗、食欲减退、便秘、体重增加、懒言少语、记忆力下降、反应迟钝、皮肤发凉干燥等全身表现。另外，甲状腺自身免疫异常对于育龄期妇女的影响尤为明显，可表现为妊娠后流产、早产，妊高征、妊娠子痫的可能性都会相应增加。

（3）眼部表现　甲亢时由于交感神经过度兴奋上睑肌和眼外肌，引起上睑挛缩，眼球相对外突，患者自己无感觉，别人或医生发现。上视不皱额，下视睑迟落；突眼、少瞬目，裂宽内聚难。

严重的突眼被称为恶性突眼或浸润性突眼，突眼度在18mm以上，可有眼球运动失调、眶周水肿等症状，患者常主诉畏光、流泪、胀痛、刺痛，看东西有重影。

（4）其他一些特殊的表现　甲状腺疾病还可以出现其他器官或者部位的症状，如甲亢患者可以出现小腿前皮肤增厚增粗，即“胫骨前黏液性水肿”，出现周期性瘫痪、杵状指和“甲松离”（指甲与甲床松离，指甲有清洗不干净的脏污）（图6）。

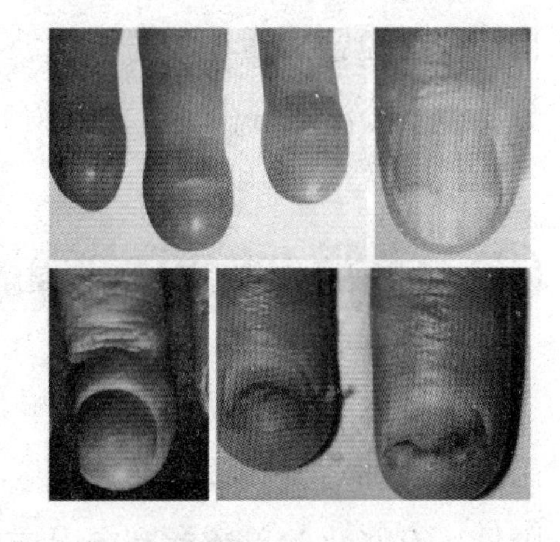

图6　甲亢时出现的“杵状指”和“甲松离”

18. 抽血测定甲状腺功能时需要空腹吗

目前，社会上对于测定甲状腺功能（简称甲功）是否要空腹抽血有不同意见。一种意见是无须空腹，因为“甲状腺激素的合成和分泌不受进食影响”；另一种意见是需空腹抽血，理由为：①患者抽血检查，不光是查甲功，可能同时也查肝功、肾功、血脂和血糖等，这些检查是受进食影响的。②空腹抽血可以使患者每次甲功检查都保持在一个相对一致的条件下，有利于比较治疗前后化验结果。③进餐后查甲功，因为不能保证每次检查时进餐食物种类相同、进餐量相同和餐后抽血时间相同，使得抽血条件不同，不利于病程中多次检查结果的比较。④国外研究发现内分泌的多项指标在进餐后有显著变化：ACTH 下降接近 50%，皮质醇下降接近 60%，C 肽升高 80%，胰岛素升高 90%，催乳素降低 60%，甲状旁腺素降低 20%，睾酮降低接近 30%，与甲功直接相关的 TSH 降低近 30%。

笔者建议最好空腹抽血查甲功。此外，抽血时无须停服正在使用的与甲状腺疾病相关的药物；患者需要在平静的状态下抽血；抽血前要避免剧烈活动和情绪的波动，抽血环境温度要适宜。由于内分泌激素分泌有昼夜节律，最好在上午 8：00~11：00 空腹抽血。

19. 如何看懂甲状腺激素化验单

通常医院的甲功化验报告单，每一项指标后都附有正常参考值，患者可将测定值和正常值比较，可初步判定是何异常，是升高还是降低（有些化验单还标有向上或向下箭头）。此时如果你耐心地对照化验单看完化验单中叙述的文字，是完全可看懂甲功测定的。

甲状腺疾病的实验室检查在甲状腺疾病诊断中占有非常重要的位置。当患者具有甲状腺肿大或出现甲状腺功能异常的表现时，需要测定甲状腺功能；当甲状腺功能正常时，还要对甲状腺肿大及甲状腺结节的性质进行判定，做相关的实验室检查。

血中甲状腺激素和相关激素含量的测定，可直接反应甲状腺的功能是亢进、减低，还是正常。甲状腺激素主要包括甲状腺素（简称 T4）、三碘甲腺原氨酸（简称 T3）。

T4 全部由甲状腺生成。T3 少部分由甲状腺生成，大部分由 T4 在甲状腺外的组织中脱掉一个碘分子转化而成。T3 是甲状腺激素的主要活性部分，T4 生物活性很低，转化成 T3 后才起作用，因此，一般认为 T4 是 T3 的前体，T3 的生物学作用即代表甲状腺激素的作用。

甲状腺激素在血中有 2 种存在形式，大部分同运载蛋白结合，小部分呈游离状态，游离状态的 T3、T4 简称 FT3、FT4；血中总的 T3、T4 可写为 TT3、TT4，临床常上习惯简写为 T3、T4。

激素测定的计量单位: ng/mL（纳克 / 毫升）；μg/dL（微克 / 分升）；nmol/L（纳摩 / 升）；pmol/L（皮摩 / 升）。

（1）血清 T4 的测定

正常值：54.18~174.15nmol/L（4.2~13.5 μg/dL）。

T4 升高见于：①甲状腺功能亢进症：一般升高 1~2 倍以上；少数轻型甲亢和甲亢早期患者 T4 可在正常高限值，测定 T4 不如 T3 敏感；T3 型甲亢 T4 正常；②亚急性甲状腺炎初期；③甲状腺激素抵抗综合征：是一类 T3 受体基因缺陷疾病；④甲状腺激素结合球蛋白（TBG）升高：见于正常妊娠、服用雌激素、分泌雌激素肿瘤、遗传性 TBG 增多症等，因此，T4 升高并不都是甲亢；⑤药物：如碘造影剂、胺碘酮、苯丙胺、奋乃静、甲状腺片等。

T4 降低见于：①甲状腺功能减退症：T4 比 T3 敏感；②缺碘性甲状腺肿；③桥本氏甲状腺炎后期；④少数亚急性甲状腺炎可有甲减期；⑤低 TBG 血症；⑥甲亢治疗过程中；⑦重危的非甲状腺疾病可出现低 T4。

（2）血清 T3 的测定

正常值：1.23~3.39nmol/L（0.8~2.2ng/mL）。

T3 升高见于：①甲状腺功能亢进症：诊断甲亢时 T3 比 T4 敏感；T3 型甲亢 T3 升高，T4 正常；②亚急性甲状腺炎初期；③甲状腺激素抵抗综合征；④甲状腺激素结合球蛋白（TBG）升高：见于正常妊娠、服用雌激素、分泌雌激素肿瘤、遗传性 TBG 增多症等。

T3 降低见于：①甲状腺功能减退症：T3 不如 T4 敏感；②缺碘性甲状腺肿；③桥本氏甲状腺炎后期；④少数亚急性甲状腺炎可有甲减期；⑤低 TBG 血症；⑥甲亢治疗过程中；⑦重危的非甲状腺疾病可出现低 T3。

（3）FT3、FT4 的测定

正常值：① FT3：3.19~9.15pmol/L；② FT4：9.11~25.47pmol/L。

FT3、FT4 升高见于：①甲状腺功能亢进症：诊断甲亢的敏感性为 FT3 > FT4 > T3 > T4；②亚急性甲状腺炎初期；③甲状腺激素抵抗综合征；④甲亢危象；⑤低 FT3 综合征：FT3 降低，FT4 可升高；⑥某些药物：如肝素和胺碘酮可引起 FT4 升高。

FT3、FT4 降低见于：①甲状腺功能减退症；②甲亢治疗过程中；

③重危的非甲状腺疾病：急性心肌梗死、心衰、糖尿病酮症酸中毒时可出现低 T3 综合征；④药物影响：如苯妥英钠、糖皮质激素和多巴胺等。

20. 如何看懂血清促甲状腺激素（TSH）的升高和减低

血清 TSH 测定技术经过改进已经有了 3 代方法。第 1 代 TSH 测定，主要采用放射免疫测定（RIA）技术，灵敏度较差（1~2mIU/L），下限值为 0mIU/L，可以诊断原发性甲减，但无法诊断甲亢。目前国内普遍采用第 2 代方法和第 3 代方法。第 2 代以免疫放射法（IRMA）为代表，灵敏度达 0.1~0.2mIU/L；第 3 代方法以免疫化学发光法（ICMA）为代表，灵敏度为 0.01~0.02mIU/L。

TSH 是甲状腺功能变化最敏感的指标。甲状腺有病时，T3、T4、FT3、FT4 还在正常范围，此时患者通常无任何不适感觉，但 TSH 已经发生变化；TSH 降低，诊断“亚临床甲亢”；TSH 升高，诊断“亚临床甲减”。

（1）测定方法　免疫放射测定（IRMA）和免疫化学发光法（ICMA）。

（2）正常值　①免疫放射测定（IRMA）TSH：0.3~4.5mIU/L；②免疫化学发光法（ICMA）测定 TSH：0.01~4.5mIU/L。

（3）临床意义　①甲状腺性甲亢：血中 T3、T4、FT3 和 FT4 升高，垂体分泌 TSH 受反馈抑制，TSH 降低。但早年放射免疫分析法 TSH 不能区别低值；第 2 代敏感的 TSH 测定可精确到 0.05~0.08mU/L；第 3 代高敏感 TSH 测定可精确到 0.01~0.03mU/L，可取代 TRH 兴奋试验。②甲状腺性甲减：TSH 升高。③垂体性甲亢：临床罕见病。由于垂体瘤分泌过多的 TSH，刺激甲状腺功能亢进。④垂体性甲减：TSH 降低。各种病因引起的垂体前叶功能减退，TSH 分泌减少，失去 TSH 的刺激，甲状腺功能低下。

21. 哪些非甲状腺因素会影响血清 TSH 水平

（1）TSH 每天都会在均值的 50% 左右波动，一天中同一时段连续采集血样，TSH 的变异率达 40%。TSH 最低值出现在傍晚，睡眠时最高。鉴于此，血清 TSH 水平在正常范围的 40%~50% 波动时并不能反映甲状腺功能的变化。

（2）TSH 参考值为 0.3~4.5mIU/L，参考值还会因年龄、种族、性别、碘营养状态及采用的试剂盒不同而有差异。

（3）在许多非甲状腺疾病的情况下，TSH 的水平也会出现异常，如①急性非甲状腺疾病会导致血清 TSH 受抑。重危患者，尤其是接受多巴胺注射或药理剂量的糖皮质激素治疗的患者，TSH 水平可低于 0.1mIU/L，且 FT4 低于正常。②在非甲状腺疾病（低 T3 综合征）的恢复期，TSH 可升高到正常水平以上，但通常低于 20mIU/L。③妊娠早期，由于 HCG 对甲状腺的刺激作用，血清 TSH 会明显下降，在妊娠中期 TSH 恢复到正常水平。④皮下注射奥曲肽可能抑制 TSH 的分泌，但这并不会导致永久性中枢性甲减。⑤口服抗肿瘤药贝沙罗汀，几乎均可导致永久性中枢性甲减，血清 TSH 降低。⑥神经性厌食症患者的 TSH、FT4 水平均可降低，类似于患有严重疾病的患者和因垂体和下丘脑病变导致的中枢性甲减患者。⑦由于分泌无生物活性的TSH异构体，合并无功能垂体瘤的中枢性甲减患者TSH（无生物活性）会轻度升高，通常不会高于6mIU/L或7mIU/L。⑧甲状腺激素抵抗的患者，甲状腺激素及TSH均升高。

22.TRH兴奋试验有何临床意义

下丘脑分泌的TRH（促甲状腺激素释放激素）是一个三肽激素，已能人工合成。

（1）试验方法　静脉注射TRH0.3mg，分别于0分钟、15分钟、30分钟和60分钟抽血测定TSH。

（2）判断标准　①正常高峰值在30秒，高峰值出现在30秒以后为延迟反应；②峰值－基础值为ΔTSH，正常反应ΔTSH为5~25nU/L；③ΔTSH＜5mU/L为低反应；④ΔTSH＞25mU/L为高反应。

（3）临床意义　①正常反应：下丘脑－垂体－甲状腺轴功能正常；②低反应：甲状腺性甲亢，垂体前叶功能减退症等；③高反应：甲状腺性甲减；④延迟反应：下丘脑性甲减等。

目前，高敏感TSH测定可精确到0.01~0.03mU/L，可取代TRH兴奋试验，临床已渐渐做得少了。

23.甲状腺摄^{131}I率测定有何意义

（1）测定方法　一般空腹口服^{131}I（碘化钠）2μCi（微居里），3小时、6小时和24小时各测甲状腺局部放射性1次。

（2）正常值　3小时、6小时和24小时分别为5%~25%、10%~35%和35%~45%。

（3）临床意义　①摄碘率升高，高峰前移，结合临床诊断甲亢，符合率在90%以上；②甲减患者吸碘率降低，但用其诊断甲减的符合率低，因为甲减患者吸碘率同正常组有交叉；③甲亢同位素治疗前判定给同位素量的参考指标；④高氯酸钾排泌试验的观察指标；⑤亚急性甲状腺炎诊断指标之一：摄^{131}I率减低同血中T3、T4升高呈分离现象。

24. 高氯酸钾排泌试验有何意义

甲状腺有从血液中摄取碘的功能，还具有利用碘合成甲状腺激素的功能，在合成激素的过程中，酪氨酸碘化使得无机碘离子变成有机碘，该过程称碘的有机化。当存在碘有机化障碍时，即合成甲状腺激素有障碍时，摄入甲状腺内的无机碘没有变为有机碘，就可能被高氯酸钾置换排泌出甲状腺。计算排泌率时，如被排泌出甲状腺碘超过甲状腺摄入碘总量的10%，认为存在碘有机化障碍，即甲状腺激素合成有障碍。

（1）方法　口服^{131}I后2小时测甲状腺摄碘率，继之口服高氯酸钾10mg/kg，1小时后再测吸碘率。

$$\text{高氯酸钾排泌率}=\frac{\text{第一次摄}^{131}\text{I率}-\text{第二次摄}^{131}\text{I率}}{\text{第一次摄}^{131}\text{I率}}\times 100\%$$

（2）正常标准　高氯酸钾排泌率应小于10%；如大于10%为

高氯酸钾排泌试验阳性。

（3）临床意义　阳性反应见于：①桥本甲状腺炎约60%阳性；②耳聋甲状腺肿综合征；③碘化物所致甲状腺肿；④甲亢患者应用硫脲药后。

25. 为什么要做甲状腺自身抗体的检测

许多甲状腺疾病与机体自身免疫功能密切相关，尤其是常见的Graves病、桥本甲状腺炎和甲状腺相关性眼病，他们被统称为自身免疫性甲状腺病。对于这类自身免疫性甲状腺病，自身抗体即是他们的致病因素，也是影响疾病发展和转归的重要因素。

目前已经明确，Graves病常伴有促甲状腺激素受体的抗体（TRAb）水平增高，桥本甲状腺炎则多伴有甲状腺过氧化酶抗体（TP0Ab）、甲状腺球蛋白抗体（TGAb）和甲状腺微粒体抗体（TMAb）水平增高。检查这些自身免疫抗体，对甲状腺自身免疫性疾病的诊断、治疗的观察及预后的判断具有非常重要的临床意义。常见的免疫学检查有TGAb、TMAb、TPOAb、TRAb。

26. 甲状腺球蛋白抗体（TGAb）测定有何意义

（1）测定方法　血凝法、放射免疫法或酶联免疫（ELISA）法。

（2）正常标准　血凝法TGA＜1∶64；放免法＜30%。

（3）临床意义　桥本甲状腺炎90%以上阳性，Graves病60%阳性，正常人3%阳性。桥本甲状腺炎滴度最高，血凝法

TGA ≥ 1 ： 2560，放免法 > 60%。

27. 甲状腺微粒体抗体（TMAb）和过氧化酶抗体（TPO-Ab）测定的意义是什么

（1）测定方法　放射免疫法或酶联免疫（ELISA）法。

（2）正常标准　放免法 TMA < 15%，放免法 TPO-Ab < 120IU/mL。

（3）临床意义　桥本甲状腺炎 95% 以上阳性，Graves 病 60% 阳性，正常人 3% 以下阳性。桥本甲状腺炎滴度最高。

28. 促甲状腺激素受体的抗体（TRAb）测定有何临床意义

按抗体的生物学作用不同可分为甲状腺刺激抗体（TSAb）、甲状腺阻断性抗体（TSBAb）和促生长抗体（TGAb），分述如下：

（1）甲状腺刺激抗体（TSAb）　由浸润甲状腺的淋巴细胞和引流甲状腺淋巴组织产生，该抗体同甲状腺滤泡细胞的 TSH 受体结合，刺激滤泡细胞增生肥大、功能亢进，从而导致甲亢，是引起 Graves 病的病因。

1）测定方法：FRTL-5 鼠甲状腺细胞释放 c-AMP 法；ELISA 法和放射免疫法。

2）临床意义：西安交通大学一附院最早从国外引进 FRTL-5 鼠甲状腺细胞，用于测定 TSAb。以 FRTL-5 鼠甲状腺细胞释放 c-AMP

法测定未治疗的弥漫性毒性甲状腺肿患者，有 90% 以上阳性。

① TSAb 阳性的甲亢是自身免疫性甲亢，即弥漫毒性甲状腺肿或称格雷诺夫病（Graves 病）。

②甲亢经长期药物治疗，甲功已正常，如 TSAb 未转阴性，则停药后甲亢会复发。

③ TSAb 能通过胎盘进入胎儿体内，引起胎儿甲亢和出生后新生儿甲亢。即使甲亢患者药物治疗后甲功已正常，但如果 TSAb 未转阴性，也不宜怀孕。

（2）甲状腺阻断性抗体（TSBAb）　该抗体本身无生物活性，但同 TSH 受体结合后可阻断 TSH 和 TSAb 的作用，引起甲减。

1）测定方法：同上。

2）临床意义：20%~60% 桥本甲状腺炎伴甲减和特发性甲减的患者血中可检出该抗体。

（3）促生长抗体（TGAb）　不引起甲功改变，只刺激甲状腺生长。

TSAb 的测定在我国已开展了 40 年，目前已有较为简单的抗体酶联免疫法，但测定为多克隆 TRAb，不能直观其生物学作用，需结合临床表现判断是代表 TSAb 还是 TSBAb。

值得一提的是，某些自身免疫性甲状腺病患者，同时存在 TSAb 和 TSBAb 这 2 种不同作用的抗体，其甲功状态是亢进、正常或是减退，取决于这些抗体各种不同的平衡状态，即同一个人，当体内 TSAb 占优势时表现甲亢，TSBAb 占优势时表现甲减，势均力敌时甲状腺功能正常。

29. 实验室检查甲状腺区域的肿瘤标志物有哪些

（1）甲状腺球蛋白（Tg）的测定　Tg 是甲状腺滤泡上皮分泌的一种大分子糖蛋白。血清 Tg 的水平升高与以下因素有关：①甲状腺肿；②甲状腺组织炎症和损伤；③ TSH；④人绒毛膜促性腺素（HCG）或 TRAb 对甲状腺刺激。Tg 对于监测分化型甲状腺癌（DTC）的复发具有很高的敏感性和特异性，但由于许多甲状腺良性疾病均可有 Tg 水平升高，故 Tg 不能作为 DTC 的诊断指标。在 DTC 患者接受甲状腺全部切除和 ^{131}I 治疗后，血清 Tg 应该不能测到，在随访中 Tg 增高提示原肿瘤治疗不彻底或者复发。

（2）降钙素（CT）的测定　CT 是由甲状腺的 C 细胞（位于滤泡之间和滤泡上皮之间，又称腺滤泡旁细胞）产生的多肽激素，可引起血液中的钙离子降低。甲状腺髓样癌（MTC）是源自甲状腺滤泡旁细胞的恶性肿瘤，约占甲状腺癌的 5%，C 细胞增生可以在 MTC 微小癌的早期组织学中发现。降钙素（CT）测定是 MTC 最重要的肿瘤标记物，并与肿瘤大小相关，主要用于诊断 MTC 及 MTC 术后随访监测。

30. 甲状腺 B 超有何临床价值

超声检查的普及使得甲状腺结节的发现率明显升高。人群行 B 超检查，大约有 50% 的人可发现有甲状腺结节，其中大部分结节为良性结节，恶性甲状腺结节不超过 5%。

（1）检查方法　受检者仰卧位，观察甲状腺结节的数目、大小、形态、边界、周边声晕、内部回声、钙化、结节内部和周边血供；观察颈部淋巴结时需要 7.5MHz 或以上频率的探头。采用国际 7 分区法对双侧颈部淋巴结进行评估。

（2）超声检查的优缺点　超声检查具有价格低、无创、无辐射、实时成像等优势，是甲状腺结节检查和监测的首选方法。但对操作者的经验依赖性强；对深部、纵隔和咽后间隙淋巴结评估受限；对胸骨后甲状腺病变、滤泡性结节、较大甲状腺结节检查以及评估其与周围结构的关系受限；对孤立性粗钙化和厚壁环形钙化的判断存在一定困难。

（3）良、恶性结节的主要声像图征象（表 1）

1）良性结节：形态规则，等回声或高回声，有声晕，囊性为主，海绵状外观，周围环形血流和弹性评分为 1~2 级（4 级评分法）。

2）恶性结节：实性为主，低回声或极低回声，形态不规则，纵径与横径比≥ 1，有微钙化，结节内血流丰富，频谱多普勒阻力指数（resistanceindex，RI）≥ 0.75，弹性评分为 3~4 级（4 级评分法）。

（4）颈部淋巴结转移的征象　低回声（乳头状癌转移可为高回声），最小径 / 最大径≥ 0.5，淋巴门消失，囊性变，微钙化，血管杂乱。淋巴结最小径是预测转移的重要征象，一般大于 5mm。

表 1　甲状腺恶性结节特定的超声征象

超声表现	敏感性	特异性
低回声	81%（48%~90%）	53%（36%~92%）
形态不规则	55%（17%~84%）	80%（62%~85%）
缺少晕环	66%（33%~100%）	43%（30%~77%）
微钙化	44%（26%~73%）	89%（69%~98%）
内部血流增多	67%（57%~74%）	81%（49%~89%）

注：表格内容来自天津科技翻译出版有限公司出版的《甲状腺疾病超声诊断图谱》

31. 甲状腺同位素扫描有何临床价值

甲状腺结节在用同位素 ^{131}I 扫描甲状腺时，由于不同病因的结节其摄 ^{131}I 能力不同，因而有不同的征象，这对鉴别结节的性质有一定的价值（图 7）。

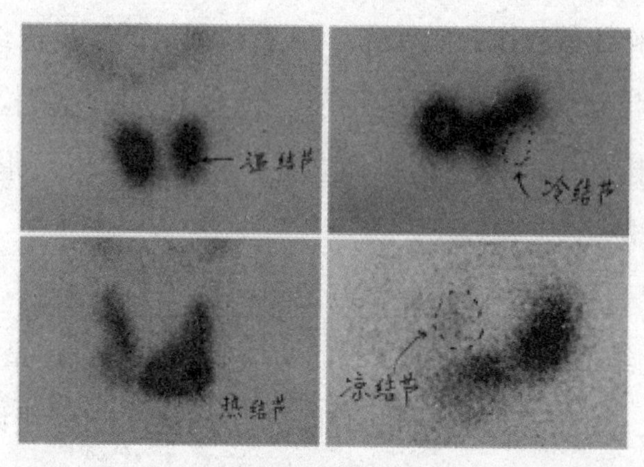

图 7　甲状腺结节的征象

（1）热结节　结节的放射性明显高于周围的甲状腺组织，属于高功能结节，多为良性病变，患者可有甲亢表现。

（2）温结节　温结节的放射性同周围甲状腺组织无区别，扫描不能发现，必须结合触诊来确定，多见良性病变。

（3）凉结节　结节放射性低于周围甲状腺组织，多见良性病变，也见于恶性肿瘤。

（4）冷结节　结节不摄 ^{131}I，无放射显影。可见于多种良性病变，如腺瘤、囊肿、出血、纤维化和桥本甲状腺炎等，也可见于甲状腺癌。特别是单发的冷结节，据报道，癌的发生率可高达 1/4。

32. 甲状腺放射性核素扫描的注意事项有哪些

甲状腺放射性核素扫描前，患者应注意：

（1）服碘前 2~4 周避免服用含碘的食物和药物。

（2）服用抗甲状腺药物者要停药，一般停药 3~7 天。

（3）服碘前避免剧烈活动。

（4）服碘前需要空腹。

（5）做甲状腺扫描、甲状腺摄碘率测定，以便估算服碘的剂量。

（6）妊娠、哺乳期妇女禁用 ^{131}I 显像。

33. 甲状腺穿刺细胞学和病理学检查有何临床意义

甲状腺细针穿刺吸取活检诊断甲状腺疾病是快速、简便而准确的诊断方法。本法费用低，诊断快，正确率高，并发症罕见，接近无损伤，已在全国广泛开展（图 8）。

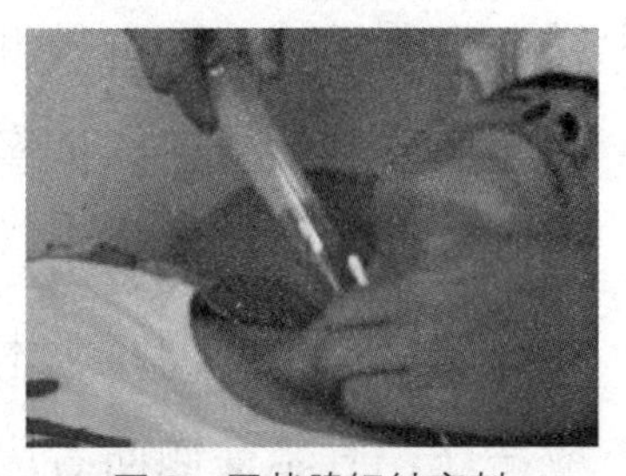

图 8　甲状腺细针穿刺

本法诊断区别甲状腺良、恶性结节，准确率超过 90%。细针甲状腺穿刺也用来做某些治疗，如甲状腺囊肿抽取囊液、囊内注射治疗药物等。近来还利用本法吸取的细胞涂片（图 9）诊断甲状腺肿瘤外的疾病，如亚甲炎、桥本甲状腺炎、甲亢等，提高了临床诊断水平。

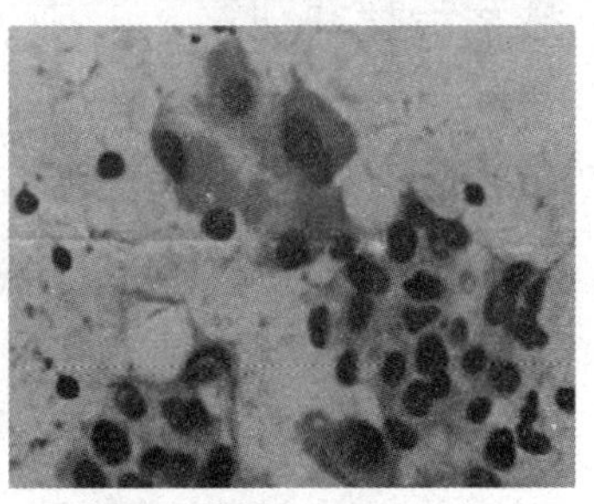

图 9　细胞涂片

粗针甲状腺穿刺也在国内逐渐开展起来，一般采用 tru-cut 针，每次可切取湿重 100mg 甲状腺组织，可供一般病理诊断或免疫组织化学染色检查等需要。此法优点是不开刀，操作简便，可靠安全，诊断各种甲状腺疾病比细针甲穿细胞学检查更准确可靠。西安交大一附院已做过数千例粗针甲穿，未出现严重并发症，可能的并发症是局部血肿，发生率低于 0.6%，穿刺术后加压包扎局部并压迫 10 分钟可减少出血。

甲状腺同位素扫描和结节活检穿刺检查是判断结节性质的 2 种重要方法。扫描为单个热结节，临床表现甲亢，甲穿活检为腺瘤，是高功能甲状腺腺瘤，可首选放射性 ^{131}I 治疗。若为多发性热结节伴甲亢，通常首选手术治疗。若多发性热结节伴甲减或甲功正常者，甲穿不能确定诊断，可先试服甲状腺激素观察，若观察无效，再做结节穿刺活检，若有效继续服药。冷结节或凉结节，尤其单发者，力争作穿刺活检，如证实为癌，则手术切除，术后给予甲状腺激素抑制治疗。如不能确定，可先给甲状腺激素，随访；如继续增大，再穿刺活检，必要时手术探查。温结节，根据穿刺活检结果给予相应治疗，有恶性倾向者应手术探查；良性者无甲亢，可试服甲状腺激素治疗并观察。

34. 甲状腺穿刺安全吗，需要注意些什么

甲状腺穿刺检查安全、快捷、经济、准确、创伤小，已被各国列为临床上诊断甲状腺结节首选的最精确的方法。术前甲状腺穿刺检查有助于减少不必要的甲状腺结节手术，并帮助确定恰当的手术

方案，减少过度治疗。

国内外大量文献显示，甲状腺细针穿刺及针吸细胞学检查（FNAC）一般无禁忌证，但对有下列情况者应避免、慎重或延期进行（FNAC）检查。

（1）患者全身衰竭，不能耐受检查者。

（2）有出血倾向的患者做甲状腺深部肿块穿刺应十分慎重。

（3）结节部位过深或靠近大血管，固定性差，活动度过大。

（4）局部有急性炎性反应或某些变态反应。

（5）结节过小，直径≤0.5cm，穿刺不易成功；如高度怀疑结节为恶性结节，有条件的医院可在超声直视下做甲状腺穿刺检查。

（6）对过于敏感、顾虑严重或不能配合的患者，也应避免或延期行穿刺针吸。

35. 甲状腺穿刺检查可能出现哪些不良后果

穿刺常见的并发症主要包括：

（1）穿刺部位疼痛、出血或血肿。

（2）甲状腺气肿；一过性声音嘶哑。

（3）继发感染。

（4）甲状腺激素水平一过性增高。

（5）穿刺失败：因甲状腺或甲状腺结节血流丰富，结节过小，穿刺者的技术熟练程度等，从而导致术中穿刺未取到所需细胞。

鉴于上述可能存在的不良后果，须注意以下几点：

（1）穿刺前，医务人员应该告知患者，此操作的安全性和微创性以解除其顾虑，同时也应告知操作可能出现的风险以及并发症。必要时签署知情同意书。

（2）穿刺过程中患者要同操作医生密切配合，避免说话、吞咽及咳嗽。术后要局部压迫止血 15~20 分钟。

（3）有些患者穿刺结束后可能会出现头昏、出汗、视物模糊，甚至晕厥等，排除患者自身器质性病变因素外，可观察半小时，或再次复查 B 超，无明显不适后方可离院。

（4）此项检查存在失败或取材不满意，导致穿刺结果会存在一定的假阴性和假阳性及无法诊断的情况。所以必要时可以进行重复穿刺，或在超声直视下做甲状腺穿刺。

36. 甲状腺穿刺会导致肿瘤细胞沿着针道扩散吗

甲状腺穿刺术的历史最早可追溯到 1843 年。20 世纪 70 年代后甲状腺粗针穿刺得以实施，但是因为创伤较大，操作比较复杂，加之有癌细胞通过针道转移的报道，至 80 年代，Yokozawa 等医学家改良了穿刺，采用了甲状腺细针穿刺细胞学诊断，并发症大为减少。至今，没有因穿刺导致肿瘤沿针道扩散的 1 例报道，FNAC 的临床应用日趋广泛。

37. 甲状腺的 CT 和磁共振检查有什么意义

甲状腺的 CT 和磁共振检查也是甲状腺疾病的检查手段之一（图 10），一般适用于以下情况：

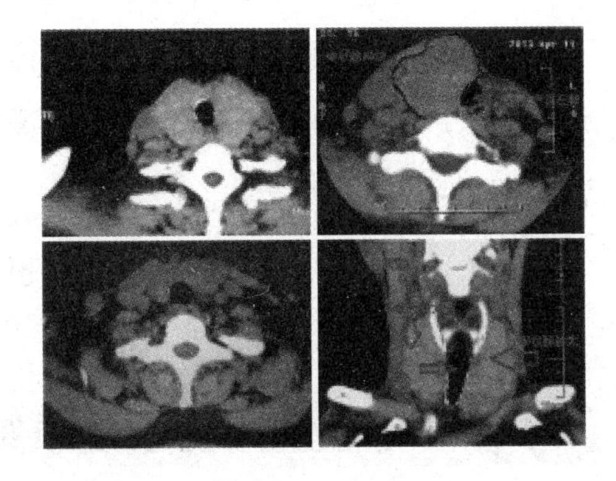
图 10 甲状腺的 CT 成像

（1）甲状腺内有单个或者多个结节，其中有怀疑恶性可能时，为了进一步了解结节的范围，确定是否和周围组织粘连，是否有转移等。

（2）查看甲状腺肿大的情况，对周围器官和神经是否有压迫。

（3）甲状腺手术前明确手术范围。

（4）甲状腺癌术后追踪有无复发或者转移。

（5）评估甲状腺相关性眼病的原因及突眼的严重程度。

38. 何为单纯性甲状腺肿

单纯性甲状腺肿指仅有甲状腺肿大而无甲状腺功能改变，既无甲亢，也无甲减。

正常甲状腺重 15~25g，位于颈前下部，看不见也摸不着，若看得见或摸得着，即为甲状腺肿大。甲状腺肿大可分轻、中、重度，即Ⅰ、Ⅱ、Ⅲ度（图 11）。

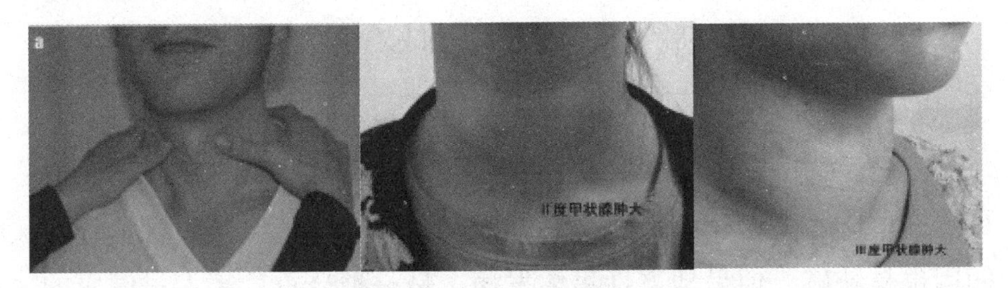

图 11　甲状腺肿大的分级

（1）Ⅰ度肿大：看不见，摸得到。

（2）Ⅱ度肿大：看得见，也摸得到，但肿大甲状腺未超出胸锁乳突肌前缘。

（3）Ⅲ度肿大：肿大甲状腺超出胸锁乳突肌的前缘。

39. 哪些病因可引起单纯性甲状腺肿

单纯性甲状腺肿大可分为散发性、地方性和高碘性 3 种。

（1）散发性甲状腺肿的病因

1）缺碘：①食物、水源或土壤缺碘；②青春期生长发育过快，碘需求量增大而致相对缺碘，所致甲状腺肿又称青春期甲状腺肿；③妊娠或哺乳期碘需求量大而相对缺碘。

碘是合成甲状腺激素的原料，碘的缺乏导致甲状腺激素合成减少或相对减少，从而对垂体的反馈抑制作用减弱，TSH 分泌增多，刺激甲状腺代偿性肿大，代偿性多摄碘、多合成激素，以维持甲状腺功能正常。

2）致甲状腺肿物质：保泰松、硫氰酸盐、硫脲类和碳酸锂等可抑制甲状腺的碘有机化，致使甲状腺激素合成减少，代偿性甲状腺肿大。

3）先天性甲状腺肿：很少见。由于缺乏甲状腺激素合成或分泌所需的某些酶而致甲状腺肿大。

（2）地方性甲状腺肿的病因　地方性甲状腺肿是指长期生活在缺碘地区人群发生的一类甲状腺肿，属于单纯性甲状腺肿范畴，病因也是缺碘，但呈地方性集体发病，是一种严重危害人民健康的地方病。

（3）高碘性甲状腺肿的病因

1）食物性高碘：30年代的美国，碘被作为营养素、必需的微量元素普遍添加在儿童食品中；70年代的日本北海道，80年代的我国山东、河北沿海，在长期进食海带或腌制过海带的盐的居民中，甲状腺肿的发病增多。这种患者的甲状腺摄 ^{131}I 率下降，尿排碘增多，显然不同于缺碘性甲状腺肿。

2）水源性高碘：河北新子牙河口至山东黄河口的近海70~100km广大地区、某些内陆地区（如山西孝义）、新疆的某些地区饮用水含碘高，居民中流行高碘性甲状腺肿。

3）药物性高碘：长期服用含碘化钾的祛痰药等。

高碘引起甲状腺肿的机制：①甲状腺内高浓度碘可抑制碘的有机化，使甲状腺激素合成减少，正常时这种效应短期内应脱逸（约2周），若不出现脱逸，则引起甲状腺肿；②碘可抑制甲状腺激素释放。此2个机制都出现血液中甲状腺激素减低或相对低，对垂体的反馈抑制减弱，TSH升高，刺激甲状腺肿大。

40. 单纯性甲状腺肿有哪些临床表现

（1）散发性甲状腺肿　常见于青春期、妊娠或哺乳期。甲状腺肿大通常轻至中度，软或稍硬，一般无结节，甲状腺局部触不到震颤也听不到血管杂音。血浆T3、T4、FT3和FT4水平正常，甲状腺摄 ^{131}I 可升高，但高峰无前移，且可被T3抑制。

（2）地方性甲状腺肿（地甲肿）　见于长期生活在缺碘地

区的人群，呈地方性集体发病，严重危害人民健康。我国陕西省1975~1980年群防群治了8.4万余例患者，其中3万余例因过度肿大出现压迫症状，碘治疗效果不好而行外科切除。地甲肿的早期甲状腺可轻、中度肿大，随着病程迁延，甲状腺逐渐肿大加重，并出现结节。陕西省手术切除的3万例地甲肿中多数是Ⅱ度以上肿大，有的甲状腺肿大达5~6kg，像颈前又长个“脑袋”，最重达数十公斤，患者活动时必须先用双手将巨大的甲状腺托起，给患者造成了极大痛苦。地甲肿的甲状腺功能可以长期维持正常低值，少数出现甲减或甲亢；地甲肿可引起压迫症状，如压迫气管引起呼吸不畅，压迫食道可引起吞咽困难，其他压迫症状可有声音嘶哑等。

（3）高碘性甲状腺肿　有长期进食高碘食物、水或药物史，甲状腺肿大性质类似散发性甲状腺肿，但甲状腺摄 ^{131}I 率下降，尿排碘增多，不同于散发性甲状腺肿。

41. 如何自我诊断单纯性甲状腺肿

（1）甲肿患者发现自己符合下述情况，即使没有化验等检查，也应该考虑可能患散发性单纯性甲状腺肿。

1）青春期、妊娠或哺乳期发现甲状腺轻至中度肿大，软或稍硬，无结节，甲状腺局部触不到震颤。

2）无下列甲亢表现：突眼、兴奋、怕热、多汗；腹泻、易饿、肌无力、手震颤；心悸、消瘦、月经紊乱。

3）无下列甲减表现：怕冷少汗，贫血浮肿，皮肤干粗，体温偏低，少言寡语，乏力嗜睡；反应迟钝，行动迟缓，记忆减退，智力低下；

心动过缓，血压偏低；胃酸缺乏，食欲减退，腹胀便秘。

4）生活在非地甲肿流行区，也无长期进食高碘食物、高碘水和含碘药物史。

（2）甲状腺肿符合下述情况，可考虑患地方性甲状腺肿。

1）长期生活在地甲肿流行区。

2）早期甲肿是轻至中度肿大，软或稍硬，无结节；随着病程迁延，甲状腺逐渐肿大加重，并出现结节；显著肿大的甲肿可引起压迫症状，如压迫气管引起呼吸不畅，压迫食道可引起吞咽困难，其他压迫症状可有声音嘶哑等。

3）大多数患者无甲亢或甲减症状，少数人可出现甲减症状，有些患者在给碘治疗中可出现甲亢。

（3）高碘性甲肿有长期摄入高碘食物、高碘水或含碘药物史，甲状腺肿大性质类似散发性甲状腺肿，需请医生检查，若有甲状腺摄 ^{131}I 率下降，尿排碘增多，可诊断。停用含碘药物，避免进食高碘食物和高碘水，数月后甲肿可缩小。

42. 如何防治单纯性甲状腺肿

（1）散发性甲状腺肿　散发性甲肿病患者应先检查一下有无长期进食含有致甲肿的物质，如卷心菜、萝卜、油菜、大蒜、黄豆和洋葱等；或有无长期服用保泰松、硫氰酸盐、磺胺类、硫脲类和碳酸锂等药物。如果有，要改变饮食习惯或停用有关药物约 3~6 个月，如果甲状腺有缩小，说明甲肿同食物或药物有关；如无服食上述食物和药物史，可适当多吃一些含碘丰富的食品，如紫菜、海带、海鱼等海产品，过一段时间，甲肿若有缩小，说明措施有效，如果无效应及时就医。

医生综合病史资料和临床表现，检查血中 T3、T4、FT3 和 FT4 水平正常，甲状腺摄 ^{131}I 可升高，但高峰无前移，必要时行甲状腺穿刺活检，可做出诊断。

目前治疗本病主要用左甲状腺素（L–T4）每日 50~150 μg 口服 3~6 月，甲肿可明显缩小或消失。

中医治疗常用含碘中药，如海藻丸、柳叶丸、昆布丸等；或用含碘中药方剂，治则软坚散结或化痰软坚，方剂中多含有海藻、昆布、牡蛎等。

（2）地方性甲状腺肿　地甲肿流行区的居民，可预防性食用国家供应的碘盐。早期患者可适当多吃一些含碘丰富的食品或中药海藻丸、柳叶丸、昆布丸；也可就医，给予碘油注射或服用甲状腺素制剂。中医治法是理气解郁、软坚散甲或健脾除湿、化痰软坚。巨大的甲状腺或有压迫症状，需手术治疗。

（3）高碘性甲状腺肿　停用含碘药物，避免进食高碘食物和高碘水，数月后甲肿可缩小。

43. 何为高碘性甲状腺肿

缺碘可以引起甲状腺肿，高碘也可以引起甲肿，不仅会引起高碘性甲肿，还会引起碘甲亢、碘甲减，使药物治疗甲亢时间延长或使缓解期的甲亢复发，因此并非是补碘越多越好。

正常人每日仅需补碘 100~200 μg，儿童 50 μg，每日摄碘超过

500 μg，是高碘摄入。

1977 年，伊朗和伊拉克进行碘预防青少年甲肿，预防后甲肿反而增多；20 世纪 70 年代加拿大和美国广泛供应 1/ 万的碘盐，并用碘作消毒剂，居民摄碘增多，17785 名学生中，每日摄碘 358 μg 者中，甲肿患病率为 4.4%；每日摄碘 567 μg 者中，甲肿发病率为 9.8%。

缺碘需要补碘，但要适量，过犹不及；不缺碘不需大量补碘。我国的碘盐含碘一般在 1/10 万 ~1/ 万，应根据各地具体情况决定碘盐的含碘量，不缺碘、高碘地区应供应非碘盐，不能一刀切。

44. 何为碘缺乏病

碘是人体必需的微量营养素，在体内有非常重要的生理功能，它是合成甲状腺激素的原料。

自然界的碘广泛存在于土壤岩石圈、水圈、大气圈和生物圈。人体的碘 80% 来源于食物，20% 来源于水和大气。生活在低碘地区，长期吃低碘食物，喝低碘水，呼吸低碘的空气，碘摄入不足，从而引起人体生理功能紊乱，可表现出各种形式的疾病，如地方性甲状腺肿、地方性克汀病、地方性亚克汀病以及因它而出现的不育、早产儿、死产、先天畸形儿等疾病统称为“碘缺乏病”。

45. 我国目前碘缺乏病状况如何

1970—1980 年，我国碘缺乏病普查结果显示，儿童甲肿率＞20%（高于 5% 则认为该地区为碘缺乏病流行地区），肉眼可见的甲状腺肿 3500 万人，典型的克汀病患者 25 万人（克汀病即呆小症，为严重缺碘导致的身体及智力发育障碍），严重威胁我国人民的健康。1994 年前，我国碘缺乏人口约为 7.27 亿人，占当时世界受威胁人口的 45%，分布于全国 31 个省、自治区、直辖市。1994 年，我国开始实施普遍食盐加碘，碘缺乏病的防治取得了巨大进展。2017 年 5 月 15 日是我国第 24 个“防治碘缺乏病日”。全国碘缺乏病监测结果显示，全国人群碘营养状况总体处于适宜水平，但部分地区重点人群仍面临碘营养不足风险。为加大科学补碘宣传力度，引导群众合理补碘，切实保障人民健康，2017 年，防治碘缺乏病日的宣传主题为“每天一点碘，健康多一点”。

46. 人体每天对碘的需求量是多少

甲状腺功能完全丧失的成年人需要每天补充外源 L–T4100~125 μg，含碘 65~82 μg，这是恢复其甲状腺的功能每天至少需要的碘元素量。消除碘缺乏病的全部表现，至少需要补充 100 μg /d 元素碘。具体碘摄入见表 2 和表 3。

表 2　WHO 推荐人体不同年龄的碘摄入量

年龄	每日碘摄入量（μg）
0~6 岁	90
6~12 岁	120
12 岁以上	150
妊娠和哺乳	200

表 3　中国营养学会推荐不同年龄的碘摄入量

年龄	每日碘摄入量（μg）
儿童	90~120
成人	120
妊娠	230
哺乳期	240

47. 碘缺乏病有哪些临床表现

（1）与碘缺乏程度有关　甲状腺肿、甲减和亚临床甲减、脑功能损伤和对核辐射的易感性增加。

（2）与年龄有关　①胎儿期会导致胎儿发育不良，流产、早产、死胎、畸形，严重碘缺乏可对大脑发育造成不可逆的损害，其严重后果就是克汀病（呆小病）；②儿童期和青春期会出现甲状腺肿（粗脖子），青春期甲状腺功能低下，体格发育落后（侏儒）；③成人期出现甲状腺肿，甲状腺功能低下。甲肿俗称“大脖子”“瘿瓜瓜”，严重可压迫气管和食管，影响呼吸和吞咽。

48. 碘缺乏病的实验室检查结果如何

甲状腺功能因碘缺乏的程度各异：

（1）轻度碘缺乏　甲状腺功能可以无改变。尿碘测定：50~100 μg/L。

（2）中、重度碘缺乏　血清 TSH 升高，T4 减低，T3 正常。^{131}I 摄取率：24 小时增加，但是摄取高峰不出现前移。尿碘测定：分别为 20~49 μg/L 和＜ 20 μg/L。

49. 如何防治碘缺乏病

缺碘地区的人民需要长期适量补碘，而食用碘盐是补碘的最好载体，安全、有效、经济、方便、持久是我国预防碘缺乏病的最好措施。1994 年，《中国 2000 年消除碘缺乏病规划纲要》提出了“全国所有食用盐（包括牲畜用盐）全部加碘”“市场只允许销售加碘食盐”的要求。我国从 1996 年下半年起实行全民普遍食盐碘化，全民补碘 20 年来全国人群碘营养状况总体处于适宜水平，仅部分地区重点人群仍面临碘营养不足风险。碘缺乏病的防治取得了巨大进展。

通常，缺碘性甲状腺肿经持续补碘 6~12 个月后，甲状腺肿可回缩至正常，少数需数年时间。甲状腺结节一般不会因补碘而消失。甲状腺肿大明显者可以加用左甲状腺素（L–T4）治疗。对于甲状腺肿明显、有压迫症状者可以采取手术治疗。

50. 补碘是不是越多越好

碘是人体所需的微量元素，但不是补得越多越好，碘对人体的影响有双重性，碘缺乏和碘过量均会对人体造成危害。人体对碘的储存能力有限，正常成人每日需碘量约为 82 μg，因此补碘应遵循长期、微量、日常和生活化的原则。根据中国营养学会推荐每人每天碘供给量为：儿童 90~120 μg；成人 120 μg；孕妇 230 μg，哺乳期妇女 240 μg。

对于缺碘不严重地区的人群，只要正常食用合格碘盐就能纠正碘营养不良，不需要再食用其他含碘保健品或碘强化食品。

对于不缺碘地区的人群，特别是有甲亢、桥本甲状腺炎和甲状腺相关性眼病等自身免疫性甲状腺病家族史的人，不需要补碘。

51. 食用碘盐的注意事项有哪些

（1）要到正规商店购买有碘盐标志的小袋包装的精制盐。

（2）妥善存放，装盐的容器应避免阳光晒、吸潮和高温。碘盐不宜长期存放。

（3）炒菜、烧肉和煮汤菜时，不宜过早放盐，应在食物快熟时放入。

（4）每天6g盐含120μg碘，完全可以满足大多数成人的生理需要。妊娠和哺乳等特殊人群可多吃含碘丰富的食物，比如海带、鲜带鱼、干贝、淡菜、紫菜、海参、海蜇等海产品，其中海带含碘量最高；或补服碘油丸。

人们应了解碘缺乏的危害，学会在日常生活中科学补碘。

52. 什么是甲状腺毒症，如何自我发现甲状腺毒症

甲状腺毒症（以前称为甲状腺功能亢进症），是指人体血液循环中甲状腺激素过多所引起的神经、循环、消化等系统兴奋性增高和代谢亢进为主要表现的一组临床综合征。本病可由多种原因引起，由于循环中甲状腺激素过多，患者可表现为：怕热、多汗、食亢、腹泻和消瘦等高代谢症状，以及兴奋、失眠、震颤和心慌等神经、心脏血管系统的症状；自身免疫病因者可伴浸润性突眼和/或胫前局限性黏液性水肿；多数患者甲状腺可呈弥漫性肿大、结节性肿大，或二者兼有。

如患者发现自己有如下表现，应高度怀疑患有甲状腺毒症：①

突眼、颈粗、兴奋貌；②怕热、多汗、手震颤；③腹泻、易饿、肌无力；④心悸、消瘦、月经乱（少）；⑤轻度突眼无感觉，严重突眼症状繁（多）。

53. 哪些病因可引起甲状腺毒症

甲状腺毒症是一种综合征，由多种原因引起，按甲状腺功能状态可分为两大类，见表4：

表4　甲状腺毒症的病因分类

甲亢型	非甲亢型
（1）格雷夫斯病（Graves 病，又称弥漫性甲状腺肿伴甲亢，弥漫性毒性甲状腺肿或突眼性甲状腺肿等）	（1）亚急性甲状腺炎
（2）桥本甲亢（Hashitoxicosis）	（2）桥本甲状腺炎一过性甲亢
（3）胎儿和新生儿甲亢	（3）无痛性甲状腺炎
（4）自主高功能甲状腺结节	（4）产后甲状腺炎
（5）多结节性甲状腺肿（卵巢甲状腺肿）	（5）服用甲状腺激素
（6）碘甲亢	（6）异位产生甲状腺激素（如卵巢甲状腺肿）
（7）滤泡性甲状腺癌	
（8）HCG 相关甲亢（妊娠早期、绒毛膜癌、葡萄胎分泌过多 HCG 刺激了甲状腺）	
（9）垂体性甲亢：垂体 TSH 细胞瘤分泌 TSH 增多，刺激了甲状腺功能亢进	
（10）异源 TSH 综合征：一些恶性瘤肿分泌类 TSH 样物，刺激甲状腺引起甲亢	

（1）甲亢型的甲状腺毒症　是指甲状腺本身功能是亢进的，包

括：甲状腺摄取碘功能亢进，合成甲状腺激素增多，储存激素增多，向血液循环分泌的甲状腺激素增多，从而引起的甲状腺毒症。

（2）非甲亢型的甲状腺毒症　是指甲状腺本身功能不亢进，甚至是低下；血液循环中甲状腺激素的升高不是甲状腺分泌的，而是甲状腺滤泡受到炎症的损伤，原来合成好的储存在甲状腺滤泡中的甲状腺激素漏入血液中，或者给患者服用过多甲状腺激素造成的甲状腺毒症。

以上众多病因引起的甲状腺毒症，以格雷夫斯病（Graves 病）或称弥漫性毒性甲状腺肿最多见。这是一种器官特异性的自身免疫病，是因为体内免疫功能紊乱，产生一类刺激甲状腺功能亢进的免疫球蛋白，称之为甲状腺刺激抗体（TSAb）。本病约占整个甲状腺毒症的 90%，通常简称的"甲亢"即指这种，而其他甲亢应说全称。

54. 为什么会患甲亢

格雷夫斯甲亢（Graves 病）最早由格雷夫斯报告而得名，又称弥漫性甲状腺肿伴甲亢、突眼性甲状腺肿或弥漫性毒性甲状腺肿。是最常见的一种甲亢，通常简称"甲亢"。

该病是一种器官特异性的自身免疫性疾病，是在遗传性基因的基础上，由于环境因素，如感染、精神紧张或精神创伤等诱导，体内免疫功能发生紊乱，免疫系统，特别是甲状腺中淋巴细胞和引流甲状腺的淋巴组织产生一类刺激甲状腺功能的免疫球蛋白，称之为甲状腺刺激抗体（TSAb）。

TSAb 是引起本病的罪魁祸首已确定无疑，这是一类免疫球蛋白，具有类似 TSH（垂体分泌的促甲状腺激素）刺激甲状腺功能的作用。垂体分泌 TSH 受血中 T3、T4 反馈抑制，血中 T3、T4 浓度升高，则 TSH 分泌减少，对甲状腺刺激减弱，T3、T4 恢复正常；而免疫系统产生 TSAb 不受 T3、T4 的抑制，TSAb 持续不断地刺激甲状腺增大，刺激甲状腺摄碘增多、合成和分泌激素增多，引起甲亢。

55. 哪些人容易患甲亢

（1）女性比男性容易患甲亢，女性与男性之比约为（4~6）：1。

（2）20~40 岁患甲亢最多，但各年龄组均可患病。

（3）血亲亲属中有患甲亢、桥本甲状腺炎、原发性甲减和格雷夫斯眼病者，易患甲亢。

甲亢、桥本甲状腺炎和特发性甲减，这 3 种病均为甲状腺器官特异性的自身免疫病，三者关系密切。常常发现在同一个家族中，有人患甲亢，有人患桥本甲状腺炎，有人患甲减。一个家庭中可有 11 人患甲亢；同一患者也可同时患桥本甲炎合并甲亢。免疫学检查也发现三病有很多重叠现象，例如甲状腺球蛋白抗体（TGA）和微粒体抗体（MCA），国外以灵敏方法测定，桥本甲状腺炎 100% 阳性，特发性甲减 80% 阳性，甲亢 63% 阳性。TSAb 和 TSBAb 也可同时存在同一人体内，TSAb 占优势时，患者表现甲亢；TSBAb 占优势时，患者表现甲减；势均力敌时，

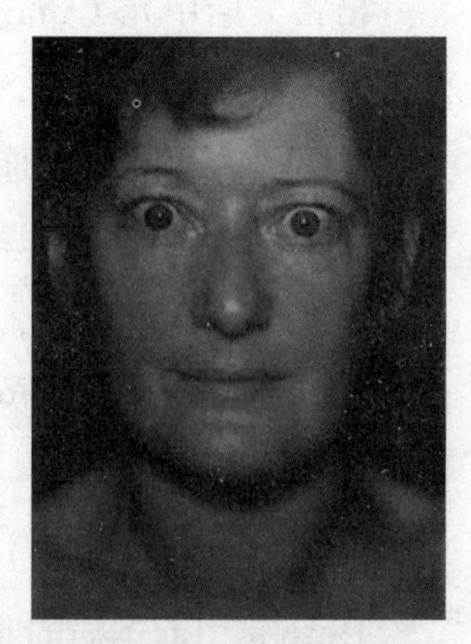

图 12 格雷夫斯眼病患者

甲功正常。由于三病之间存在如此复杂的密切关系，特将 3 种疾病统称为自身免疫性甲状腺病。格雷夫斯眼病（Graves 眼病）是一种能和自身免疫性甲状腺病共存，与其中三病形成各种重叠，又能独立存在的眼外肌和球后组织自身免疫病（图 12）。

甲亢与遗传关系密切，但确切的遗传基因和遗传方式未明。

56. 甲亢发病的诱发因素有哪些

甲亢有遗传因素，还要有必要的外界条件诱导才会发病。比如：蛋已受精是孵出小鸡的必要条件，但还要有一定的温度等外界条件才行，如果把蛋放在冰箱里，即使是受精蛋，也不会孵出小鸡。因此，有自身免疫甲状腺病家族史的人，只要注意预防甲亢的诱发因素，可避免患病。本病的诱因有：

（1）精神紧张或精神创伤　二战中苏联丧偶的妇女中大量人患有甲亢。有文献报告称，甲亢患者中，有 60% 以上发病同精神刺激或紧张有关，如失恋、失业、失学、工作失误，与家人、同事、上级相处矛盾等，特别是长期和强烈的精神刺激。

（2）感染　有不少甲亢患者发病前有急性感染。有些患者在治疗好转后，可因患感冒、扁桃腺炎或急性肠炎等而复发，未控制的甲亢甚至会发生甲亢危象。

（3）碘　碘可诱发甲亢，在地甲肿流行区，碘治疗地甲肿有引起甲亢的报告。甲亢治疗中，摄碘过多，则治疗时间延长，缓解期患者可能复发。

57. 甲亢有哪些临床表现

发病可急可缓，病情可轻可重，典型表现有：

（1）T3、T4 分泌过多，引起代谢增高及交感神经过度兴奋的表现。

1）易饿、多食而消瘦、无力。

2）怕热、多汗、皮肤湿润，可伴有低热。

3）心率增快，重者有心房纤颤、心脏扩大和心力衰竭。

4）收缩压升高，舒张压降低，脉压增大。

5）肠蠕动增快，常有腹泻。

6）易激动、多语好动、兴奋失眠。伸手、伸舌可见细微颤抖。

7)肌病表现: 无力、疲乏，慢性肌病主要是近端肌群无力和萎缩，男性患者可伴周期性瘫痪。

8）女性月经紊乱，男性阳痿。

（2）眼部表现　一般眼征是由于交感神经过度兴奋上睑肌和眼外肌，引起上睑挛缩，眼球相对外突而造成，任何原因产生的甲亢都可有，患者自己无感觉，通常是别人或医生发现：上视不皱额，下视睑迟落；突眼、少瞬目，裂宽内聚难。甲亢治愈眼征可消失。

恶性突眼又称浸润性突眼、内分泌突眼、格雷夫斯眼病等，突眼度在 18mm 以上，可有眼外肌麻痹、眶周水肿等，患者常诉畏光、流泪、胀痛刺痛等；是格雷夫斯甲亢特有的眼病，非自身免疫原因的甲亢不会有。本病除治疗甲亢，尚需免疫抑制治疗。

（3）甲状腺表现　可弥漫性肿大，扪有震颤，听有血管杂音。

典型表现可包括：突眼（图 13）、颈粗（图 14）、兴奋；怕热、多汗、手震颤；腹泻、易饿、肌无力；心悸、消瘦、月经乱。良性突眼无感觉，恶性突眼症状多。

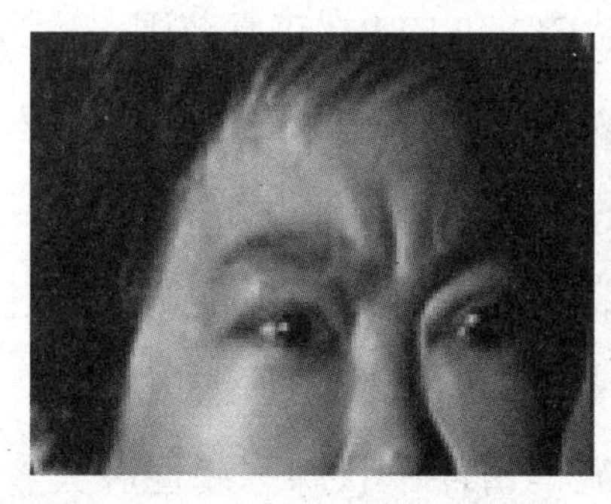

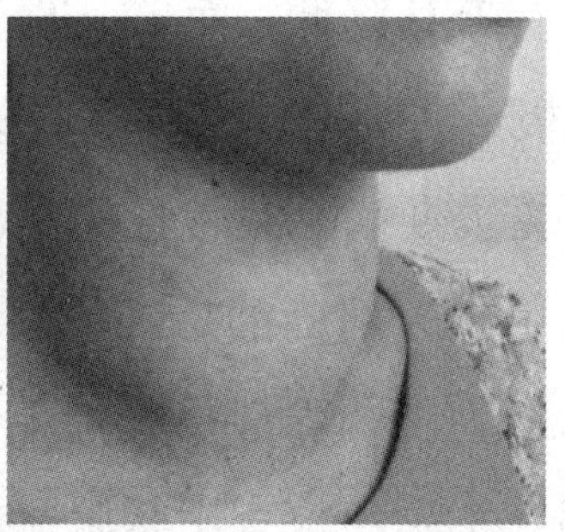

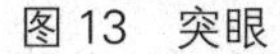

图 13　突眼　　图 14　颈粗

58. 甲亢化验和实验室检查有何异常表现

化验和实验室检查异常有：

（1）甲状腺摄 ^{131}I 率升高，高峰前移。

（2）血中 T3、T4、FT3 和 FT4 升高；诊断甲亢的敏感性 FT3 ＞ FT4 ＞ T3 ＞ T4。

（3）敏感的 TSH 降低。

（4）TRH 兴奋试验　无反应或低反应。

（5）甲亢初期 90% 以上患者 TSAb 阳性。

59. 如何诊断甲亢

诊断甲亢要解决 3 个问题：①有无甲亢；②甲亢的原发病变在甲状腺，还是在甲状腺外；③何种病因。

甲亢确诊的指标是：T3、T4、FT3 和 FT4 升高。

在上述情况下，测定 TSH 降低的甲亢为甲状腺性甲亢；TSH 升高的甲亢为垂体性甲亢，垂体性甲亢极罕见，患者不用深究。

仅有 TSH 降低，而 T3、T4、FT3 和 FT4 在正常范围，称为亚临床甲亢或极早期甲亢，此时 TRH 兴奋试验表现无反应或低反应。

格雷夫斯病是最常见的一种甲亢，占全部甲亢的 90%，临床上诊断的甲亢大部分都是这一种，这是一种自身免疫病。经过上述检查被诊断为甲状腺性甲亢的患者，如有下列 1 项或以上者，提示患有本病：①超声检查甲状腺血流丰富伴甲状腺弥漫性肿大者；②有浸润性突眼者；③有胫前黏液水肿者；④ TSAb 阳性者；⑤摄 ^{131}I 率升高的甲亢，除外 TSH 升高和甲状腺有高功能结节者。

60. 治疗甲亢的主要药物有哪些

格雷夫斯甲亢目前尚无病因治疗，西医治疗甲亢有 3 种方法：抗甲亢药物、同位素和手术治疗。

治疗甲亢药物主要是硫脲类，有 4 种药：①甲巯咪唑（他巴唑）；②卡比马唑；③甲硫氧嘧啶；④丙硫氧嘧啶。

临床上应用最多的是甲巯咪唑（他巴唑），其次是丙硫氧嘧啶。由于丙硫氧嘧啶除了能抑制甲状腺激素合成外，尚可在外周阻断 T4 脱碘转化成 T3，一般认为 T3 是甲状腺激素活性部分，T4 通常转化成 T3 后起作用，因此 T4 向 T3 转化受抑制，对治疗有利。通常在甲亢危象时应首选丙硫氧嘧啶。另外，妊娠早期（前 3 个月）甲巯咪唑可能致畸，此时也选用丙硫氧嘧啶。由于丙硫氧嘧啶的肝毒性较大，妊娠中后期和一般状态下，仍然首选甲巯咪唑。

卡比马唑结构类似甲巯咪唑，在体内卡比马唑转化成甲巯咪唑后才起作用；甲硫氧嘧啶和丙硫氧嘧啶结构类似。

抗甲亢药物治疗原理是利用硫脲药物抑制甲状腺内的碘有机化，减少甲状腺激素的合成，但该类药不抑制甲状腺摄碘和已合成激素的释放，则治疗初期应加用β受体阻滞剂，如普萘洛尔、倍他乐克等。

61.药物治疗甲亢的适应证和方法有哪些

笔者声明：所介绍的药物都是处方药，必须是医生确诊了疾病，由医生开处方，在医生的指导下进行治疗。一个医药管理制度健全的国家，没有处方是买不到处方药的。但是由于利润驱动，社会上可能存在违规售药的现象，希望读者以生命为重，严格遵守医嘱，不要违规私自用药。

（1）药物治疗甲亢的适应证　①病情轻、甲状腺较小的格雷夫斯甲亢；②年龄小（20岁以下），孕妇、年老体弱或合并严重肝、肾或心脏病而不宜手术者；③手术前准备；④手术治疗后复发又不宜用同位素治疗者；⑤作为放射性同位素治疗的辅助治疗。

（2）药物治疗甲亢的方法

1）阻断－替代法：仅用于滴定法剂量难以调整，病情又极不稳定的少数病例，如上述初治期的剂量不变，完全阻断甲状腺功能后，给甲状腺素替代治疗，每日左甲状腺素150~300μg或甲状腺片120~180mg。

2）滴定法：即传统的给药方法，临床最常用。分初治、减药和维持3个阶段，疗程1年半以上。初治阶段约1~3个月，减药期约

1~2 个月，维持期 1 年以上（见表 5）。

表 5 硫脲类抗甲亢药物治疗甲亢剂量

药物	初治量 /（mg/d）	维持量 /（mg/d）
甲巯咪唑	30~45	5~10
卡比马唑	30~45	5~10
甲硫氧嘧啶	300~450	50~100
丙硫氧嘧啶	300~450	50~100

3）每日一次量法　甲巯咪唑 15mg/d 或相当量的其他药物一次口服，全程等量，不分阶段，出现甲减给甲状腺激素替代。

4）2016 美国 ATA 推荐一个按患者血清 FT4 水平确定硫脲类药物初治剂量：FT4 是正常上限值 1~1.5 倍，甲巯咪唑给 5~10mg/d；FT4 是正常上限值 1.5~2 倍，甲巯咪唑给 10~20mg/d；FT4 是正常上限值 2~3 倍，甲巯咪唑给 30~40mg/d。

5）目前国外有人在抗甲亢药物（甲巯咪唑等）治疗的基础上加用碘。据说两药合用比单用甲巯咪唑更有利于甲亢病情缓解，但没有得到普遍认同，我们拭目以待。

62. 甲亢患者如何自我观察药物疗效

自我观察药物疗效是为了更好地配合医生治疗，任何治疗的起始、调整和变动必须遵守医嘱。

滴定法，即传统的给药方法，临床最常用。分初治、减药和维持 3 个阶段：

（1）初治期　甲亢确诊后开始用药，如甲巯咪唑，每日剂量可分3次口服，本期约1~3个月，同时加用β受体阻滞剂，如普萘洛尔10~20mg/次，3次/d或倍他乐克25~50mg/次，2次/d，等到T3、T4、FT3和FT4降到正常，自我感觉基本正常，可停用β受体阻滞剂，甲巯咪唑转入减药期用药。

用药效果不满意患者，应寻找原因：

1）精神因素、感染等应急情况，应予去除。

2）甲状腺显著肿大伴结节者，由于合成好的储存在滤泡中的激素过多，则本期治疗可能延长。

3）曾用过碘制剂，包括含碘中药（如海藻、昆布、牡蛎等）或长期进食高碘食物，本期可能延长。

4）用药不规则者，应规则用药；极少数对药物不敏感者，酌情增加剂量。

（2）减药期　每1~2周减药1次，每次减药1~2片（甲巯咪唑5~10mg），本期约1~2个月。本期甲亢症状进一步减轻，甲状腺有所缩小，体重增加，心率减慢到80次/min，如出现：①肿大的甲状腺不仅不缩小，反而增大；②突眼加重；③T3、T4、FT3和FT4虽然在正常范围，但TSH已有升高。此时，应进一步减药，如减药至最小量TSH仍然升高，可加用左甲状腺素25~50μg或甲状腺片20~40mg。

（3）维持期　抗甲亢药物维持量个体差异较大，一般每日量1/2~2片：他巴唑2.5~10mg；丙硫氧嘧啶25~100mg。如有感染、精神诱因或其他引起病情加重因素时，需短期增加药物剂量。

本期需坚持按规定服药，避免妊娠，避免感染和避免服用碘制剂，包括含碘中药（如海藻、昆布、牡蛎等）或进食高碘食物。维持期需1~2年以上，过早停药，甲亢容易复发。

63. 抗甲亢药物有何毒副作用

硫脲类药物治疗甲亢，有3%~13.8%患者出现毒副作用，包括皮疹、粒细胞缺乏症、白细胞减少症、发热、鼻炎、结膜炎、神经炎、关节痛、肌痛、头痛、眩晕、嗜睡、精神变态、唾液腺肿大、口干、乏味、恶心、呕吐、腹痛、腹泻、肝损害等。硫脲类药物最常见的毒副作用是皮疹，发生率1%~5%；最严重的毒副反应是粒细胞缺乏症，发生率在0.5%以下，4种硫脲类药物引起皮疹和粒细胞缺乏症的发生率略有差别，见表6。

表6　硫脲类抗甲亢药物的毒副反应发生率

药物	粒细胞缺乏症（%）	皮疹（%）
甲巯咪唑	0.1~0.3	5.0
卡比马唑	0.7~0.8	2.0
甲硫氧嘧啶	0.3~0.5	4.0
丙硫氧嘧啶	0.3~0.4	3.0

仅是出皮疹等不严重反应可不停药，此时可加服一些抗过敏药（如氯苯那敏、赛庚啶、氯雷他定等）或减少用药量，有时换一种硫脲药对于不严重的反应也可有效。如果毒副反应严重，经上述处理不好转，则需停药而换其他方法治疗甲亢，如手术或同位素治疗。

粒细胞缺乏症是一种致死性的并发症，一旦发生应立即停药，并给予积极救治。一般认为甲巯咪唑的副作用是剂量依赖性的，减药量有可能减轻毒副作用；而丙硫氧嘧啶的副作用则是非剂量依赖性的，减药不能减轻毒副作用。由于两药间有交叉反应，发生率可达50%，则一种药物引起严重的毒副反应，不要换用另外一种药物继续治疗。

硫脲类药物引起中毒性肝病的发生率为0.1%~0.2%。多在用药3周后发生。表现为变态反应性肝炎：转氨酶显著上升，肝脏穿刺可见片状肝细胞坏死；死亡率高达25%~30%；主要由丙硫氧嘧啶引起。甲巯咪唑可导致胆汁淤积性肝病：肝脏活体检查显示肝细胞结构存在，小胆管内可见胆汁淤积，外周有轻度炎症；停药后本症可以完全恢复。由于甲亢本身也有转氨酶增高，在治疗甲亢用药前应检查基础的肝功能，以区别是否是抗甲亢药的毒副作用。

还有一种罕见的血管炎的副作用，由丙硫氧嘧啶所引起的要多于甲巯咪唑所引起的。血清学检查符合药物性狼疮，抗中性粒细胞胞浆抗体（ANCA）阳性；多见于中年女性，表现为急性肾功能异常、关节炎、皮肤溃疡、血管炎性皮疹、鼻窦炎、咯血等。停药后多数病例可以恢复；少数严重病例需要大剂量糖皮质激素、环磷酰胺或血液透析治疗。有研究发现丙硫氧嘧啶可诱发33%甲亢患者产生ANCA，但多数患者无血管炎表现。建议有条件者在使用丙硫氧嘧啶治疗前后应检查ANCA和尿常规。

64. 抗甲亢药物引起粒细胞缺乏症有何表现

硫脲类药抗甲亢治疗中所引起的粒细胞缺乏症甚为少见，国外报告的其发生率为0.2%~0.5%，西安交通大学一附院统计占同期硫脲类治疗患者的0.25%。硫脲类药物引起粒细胞缺乏症，可能兼有药物毒性抑制骨髓和药物作为半抗原、抗原引起免疫反应双重机制。前者表现为骨髓制造粒细胞的再生障碍，后者表现为粒细胞系成熟障碍。由于粒细胞缺乏极易引起严重的感染，则本病主要表现为各种感染症状。

本病发病急，有畏寒、高热、头痛、咽痛；重者有口咽、直肠、阴道、子宫黏膜、皮肤等处坏死性溃疡，并可出现黄疸等肝损害，易导致败血症，出现感染中毒性休克，有些患者还可诱发甲亢危象。化验外周血白细胞总数 2×10^{9} / L 以下，中性粒细胞百分比极度减少，常在 10% 以下，严重者完全消失。败血症时血培养可有细菌生长。由于本病极易引起严重的感染而死亡，因而早期发现和及时停药，合理地防治感染和使用糖皮质激素、加强支持，甚为重要。

65. 如何自我防治粒细胞缺乏症

防治本病，应注意以下几点：

（1）本病多发生在硫脲类药物治疗甲亢的最初 1~3 个月，通常在这个时期要求每周监测白细胞 1 次。如白细胞低于 3×10^{9} / L，应停药就医；白细胞在（3~4）$\times10^{9}$ / L 间，应密切观察并加服一些升白细胞的药，如维生素 B–4、利血生、地榆升白片等，必要时短期应用糖皮质激素或换一种硫脲类药，如仍不好转，可改手术或同位素治疗甲亢。

（2）国外报告硫脲类药物引起本病 50 例，其中 40 岁以上的人发病危险增加了 6.4 倍，表明中老年人甲亢服用硫脲类药物应特别小心。

（3）临床资料表明，除极高的药物剂量外，本病发病一般与剂量无关，因此对服用维持量硫脲类药的人也不能放松警惕。

（4）本病发病多且突然，常规监测血象有时难以预示本病的发生，因此患者更要重视本病的一些前驱症状，如在服药过程中出现发烧、咽痛、口腔溃疡、皮疹、关节痛等症状，应立即查血象。

（5）再次用药，不规律地停停用用，都有增加过敏的可能，应予注意。此外，本症恢复后，为了避免不同硫脲类药物间的交叉反应，最好放弃药物治疗，改用手术或同位素治疗甲亢。

66. 抗甲亢药物治疗何时可以停药

本病尚无病因治疗，抗甲亢药物治疗2年停药，长期观察（1~10年）复发率为35%~65%。即有一半患者可获得长期缓解。

本病真正的缓解方式应包括：①临床和生化缓解：甲亢临床表现的消失，T3、T4、FT3、FT4和TSH恢复正常；②免疫学缓解：TSAb消亡，并不再产生。

由于TSAb是引起甲亢的罪魁祸首，只有免疫学缓解才是真正的缓解。患者可参考下列情况估计治疗效果和停药时机：

（1）甲状腺大小恢复正常者，停药后缓解率高；甲状腺仍然肿大者，复发率高。

（2）TRH兴奋试验反应正常者，停药后缓解率高；无反应或低反应者不宜停药。

（3）TSH仍然低于正常者不宜停药。

（4）TSAb阳性者，停药后复发率高；持续转阴性者，复发率低。

67. 如何对甲亢实行同位素 ^{131}I 治疗

根据国内外循证医学证据和多家治疗中心统计，^{131}I 治疗甲亢的疗效一次性治疗缓解率为 50%~80%，总有效率达 95% 以上。治疗后复发率为 1%~4%，无效率为 2%~4%。与其他治疗方法相比，^{131}I 治疗甲亢的整体有效率较高，同时 ^{131}I 治疗的价格效益比较高。美国的甲亢患者约 70% 人采取该治疗，由于治疗条件和认识水平的原因，我国患者采取该治疗的患者不到 30%。笔者认为今后应普及该治疗，争取中国的甲亢患者大部分采取该治疗。

（1）原理　利用甲状腺有浓集碘的能力和同位素 ^{131}I 能放出 β 射线的生物学效应，使甲状腺滤泡上皮细胞破坏、萎缩，分泌甲状腺激素减少，从而达到治疗的目的。但治疗 10 年后发生永久性甲减者，国外报告可达 50%~70%，国内可达 24%。

（2）适应证

1）Graves 病患者均适用 ^{131}I 治疗。

2）尤其适合下列情形：①抗甲状腺药物疗效差或多次复发者；②病程较长或中老年患者；③对抗甲状腺药物过敏或出现其他不良反应者；④甲亢合并肝功能损伤；⑤甲亢合并白细胞或血小板减少者；⑥甲亢合并心脏病者；⑦其他特殊类型甲亢。

（3）禁忌证　妊娠和哺乳期患者。

68. 放射性 ^{131}I 治疗甲亢有何优点

^{131}I 在衰变中主要放出 β 射线，该射线射程短，仅 2mm，因此，

当 ^{131}I 被摄碘功能亢进的甲状腺摄入后，主要在甲状腺中起作用，放出 β 射线杀死滤泡细胞，而对甲状腺周围组织和器官不产生影响。^{131}I 治疗甲亢有很多优点：

（1）疗效可靠，治愈率高　一般在治疗 2~3 周后见效，3 个月后可达 50%~80% 治愈率；部分患者需第 2 次给药，少数人需 3 次给药。本治疗总治愈率在 95% 以上；无效率 2%~4%；复发率仅 1%~4%。相比药物治疗 2 年，治愈率仅 30%~60%，复发率近一半，可以说 ^{131}I 的疗效优于抗甲亢药物。

（2）方便、经济、快捷　^{131}I 治疗甲亢不需要像手术那样做许多复杂的术前准备，不必住院，门诊即可完成治疗。口服 1 次 ^{131}I "干一杯" 或吞食一个胶囊就解决了问题，干脆利索，不需像药物治疗那样长期反复服药，相对治疗花费少，经济方便，节约时间。

本治疗尤其适应于经济条件不宽裕，居住地离城市远，文化程度不高又不耐烦长期服药的农民患者。长期的临床实践使我们认识到，老、少、边、穷地区的农民或居民甲亢患者进大城市或中心城市看一次病很不容易，用同位素给他们治疗甲亢，即使过了头，治成了甲减，也比甲亢对人体损害小，这种甲减比甲亢好治。

（3）适应证和相对适应证较宽　本治疗适应证见前，相对适应证是指以前认为不适宜同位素治疗的，例如：

1）未成年儿童（英国对 10 岁、美国对 5~10 岁以上儿童甲亢允许 ^{131}I 治疗）。

2）甲亢危象（需先药物治疗恢复后）。

3）白细胞少于 3000/mm^3。

4）浸润性突眼等，在不能用手术或药物治疗的情况下，仍可考虑用同位素治疗。

本治疗的禁忌证有：①孕妇和哺乳期妇女；②近期有危及生命的伴随病，如急性心肌梗死等。

69. 放射性碘治疗甲亢会不会引起癌症和甲减

同位素碘进入体内，会不会致癌？会不会影响生育？会不会引起畸胎？会不会引起甲减？对此，患者常常存在疑虑和心理压力。

同位素 ^{131}I 治疗甲亢已应用了 80 年，治疗了上千万患者，单是西安交大一附院就治疗了 1 万例以上，经该方法治疗后的患者没有发现癌肿、畸胎和遗传损害发生率升高。由于 ^{131}I 可通过胎盘进入胎儿体内，也可能进入乳汁，因此妊娠和哺乳期是禁忌该治疗的；要求做了该治疗的人 6 个月内不能怀孕。

一般在服用同位素的 2 周内，可能出现恶心、呕吐、食欲减退或出皮疹等；由于发生放射性甲状腺炎，可出现局部发胀，咽下疼痛，或是由于储存激素漏入血循环，可出现一过性甲亢加重。这些可对症处理。

治疗后远期可能出现甲减：国外报告 5 年后发生率为 50%，10 年后可达 70%；国内较低，10 年后发生率为 18.5%~24%。

目前全世界的医师达成共识：甲减相对于甲亢，对人体损害小，治疗简单、疗效好、费用低。因此，甲亢甲减都是害，两害相衡取其轻，在鱼和熊掌不可兼得的情况下，不必顾忌会出现甲减，需要果断采取放射性碘治疗。如果治疗后出现甲减，甲状腺激素替代治疗就行了。如 2010 年我国专家共识就提出："针对甲亢性心脏病，^{131}I 治疗的远期目标可直接选择甲减”。

70. 甲亢患者如何行手术治疗

甲状腺次全切除术术后甲亢复发率低，但手术为破坏性不可逆治疗，且可引起一些并发症，应慎重选择。

（1）适应证　①中、重度甲亢，长期服药无效，停药复发，或不能、不愿长期服药者；②甲状腺巨大或有压迫症状者；③胸骨后甲状腺肿伴甲亢；④结节性甲状腺肿伴甲亢；⑤血清 TRAb 滴度显著升高的甲亢患者。

（2）不适合手术治疗者　①浸润性突眼者；②严重心、肝、肾、肺并发症，全身情况差不能耐受手术者；③妊娠早期（前 3 个月）和晚期（后 3 个月）；④轻症患者预计药物治疗可缓解者。

71. 手术治疗甲亢有何优缺点

（1）手术治疗甲亢的优点

1）治愈率高，复发率低：本治疗的治愈率可达 90% 以上，高于药物，与同位素治疗疗效相当；复发率为 2%~8%。

2）见效快：手术切除大部分甲状腺组织，甲亢很快缓解，相对的同位素治疗 3 周后才出现疗效，部分患者 3~6 月要再次治疗甚至第 3 次给药，抗甲亢药物治疗也需长期服药，而本法是见效最快的治疗。

3）对缓解巨大甲状腺的压迫有利。

4）免疫学缓解快：由于甲状腺刺激抗体（TSAb）主要由浸润甲状腺 B 淋巴细胞产生，切除了大部分甲状腺组织，也就是去除了产生 TSAb 的根源，因此手术后 TSAb 滴度迅速下降至阴性。

（2）手术治疗甲亢的缺点　本治疗也有很多缺点，这些缺点在医疗水平较高的医院很少见，甚至几乎见不到。主要有：

1）甲亢危象：罕见，见于未做好术前准备的手术。

2）喉返神经损伤：术后出现声嘶，两侧损伤影响呼吸，会发生窒息。

3）出血：手术中止血不充分，术后可发生局部肿胀、气管受压、呼吸困难。

4）甲状旁腺损害：手术后可能出现手足搐搦。

5）甲减或甲亢复发：甲亢复发少见；甲减可能是手术切除过多的甲状腺组织，留下组织太少不能分泌足够的激素所致，或是伴有桥本甲状腺炎。由于甲减比甲亢好治，国外有一派人主张“充分”治疗，甚至治成甲减，再用甲状腺激素替代，有人主张做甲状腺全切。术后发生甲减，国外报道可达 50%~60%，国内为 10%~15%。

72. 手术治疗甲亢，术前必须作哪些准备

为了预防手术可能引起的出血、甲亢危象等并发症，术前应做一些必要的准备：

（1）以硫脲类药物治疗甲亢 2~3 个月，甲状腺功能恢复正常或接近正常，血中 T3、T4、FT3、FT4 正常或接近正常，甲亢症状基本消失时再手术较为安全。此阶段可在门诊准备。

（2）术前1~2周住院，可给复方碘液口服3次/d，开始每次3~5滴，数日后增至10滴，服1~2周；服碘3~5天后停硫脲药。此时甲状腺缩小变硬，充血好转，有利于减少术中出血。也有用心得安联合碘化物做术前准备，效果迅速。

碘化物做术前准备需按时手术，由于时间长导致碘作用脱逸后，碘作为合成甲状腺素原料，可能引起甲亢症状加重，会不利于手术。

本病尚无病因治疗，严格地讲，3种治疗方法均不令人满意。药物治疗疗程长，长期缓解率不高；同位素治疗术后可能出现永久性甲减；手术为破坏性不可逆治疗，切少了容易术后甲亢复发，切多了出现甲减。选择适当的治疗对疾病缓解有重要作用，患者应同医生密切配合，因人而异地选择最佳治疗。

73. 中医中药如何治疗甲亢

理论上，中医的辨证施治对于调节人体整体功能是有益的，但各家对病的辨证不同，具体治法也有很大差异，治疗效果也不相同，尚无中医中药治愈本病的报告，总的治疗效果也来得较慢，一般不把中医中药治疗作为本病的首选。对硫脲类药物引起明显白细胞降低者可试用中药，或作为中西医结合治疗的一部分。

中医主要的辨证分型包括：

（1）阴虚阳亢型

1）治则：益气养阴，滋肾平肝潜阳。

2）基本方：黄芪12g，党参、生地、枸子各10g，制首乌、山药各12g，龟板15g，白芍12g，鳖甲15g，香附12g。

3）随症加减：甲状腺肿大加白芥子 12g；心悸失眠，加朱远志 10g、灵磁石 30g，手抖加钩藤 12g 等。

（2）脾虚痰湿型

1）治则：健脾化湿，解郁豁痰，软坚消瘿。

2）基本方：黄芪 12g，党参 10g，白术 12g，陈皮 5g，白芍、香附、白蒺藜各 12g，夏枯草 30g，白芥子 10g，泽漆 30g，半夏 10g。

（3）阴虚胃热型

1）治则：养阴清胃，兼以软坚散甲。

2）基本方：知母 20g，玉竹 20g，生地、麦冬各 15g，生石膏 30g，龟板 15g，鳖甲 15g，何首乌 15g，丹参 12g，夏枯草 15g。

目前社会上假医假药、虚假广告很多，很多夸大疗效的药物主要是中草药的制剂，这是因为中草药利润高；不同的中草药、不同的搭配可组合成无数个方剂；中草药正规医师可开，江湖医生也可开；另外，群众相信中草药毒副作用小。为此，建议患者：

（1）去正规医院、正规中医医师处就诊；不要轻信江湖游医虚假宣传，不存在快速治愈本病的灵丹妙药。

（2）不要服用含有海藻、昆布、牡蛎等含有高碘的中药方剂，甲亢只有在手术前准备中和甲亢危象时才用碘制剂，其他情况时用碘，虽然可短期有效，但当碘效应（Wolff–Chaikoff 效应）脱逸后，甲亢将全面恶化。

（3）目前国外有人在抗甲亢药物（甲巯咪唑等）治疗基础上加用碘，据说比单用甲巯咪唑更有利于甲亢病情缓解，但只是实验性治疗，没有被普遍认可，真实疗效如何，我们将拭目以待。

74. 甲亢停药后复发怎么办

临床上有不少患者在甲亢停药后复发，甚至在多年中多次停药多次复发。停药后复发由多种原因引起，如甲亢治疗的疗程不够，精神刺激和工作压力大，摄入过多的碘等。对于复发的患者，无论是应用抗甲状腺药物治疗或放射性 ^{131}I 治疗或手术治疗，应根据复发时的病情轻重及患者目前的状况选择合适的治疗方案，具体如下：

（1）药物治疗　抗甲状腺药物治疗是我国大部分甲亢患者首选的治疗方法，但是不建议多次复发的患者选用这种治疗方法；首次复发，再用药物治疗者，建议适当延长药物的疗程。

笔者在临床工作中遇到复发者，再次药物治疗，维持治疗期，最小剂量甲巯咪唑，每 2 天服一次 2.5mg，多数维持 5~6 年，可考虑停药；有少数患者害怕复发，不愿停药，有维持期长达 20 年者。

（2）反复复发、难以控制的甲亢，可考虑选择放射性 ^{131}I 治疗。具体的适应证和禁忌证可以参考前述内容。

（3）手术治疗　该方法的选择需要严格掌握适应证及禁忌证，具体参考前述内容。

为了避免甲亢复发，健康良好的生活方式也是非常必要的。

（1）饮食　注意戒烟限酒，饮食以高热量、高维生素、高蛋白和糖类淀粉为主食。蛋白质以蛋类、禽类、淡水鱼以及豆制品为主。多吃新鲜蔬菜水果以及富含钙质的食品，避免吃富含碘的食物，如海带、紫菜和海鲜等。

（2）中医治疗避免服用含有海藻、昆布、牡蛎等高碘的中草药。

（3）劳逸结合，调整情绪　患者发病期间应适当卧床休息。

轻度甲亢者可正常活动和工作，但以不感到疲劳为度。精神刺激和压力过大是本病发生的常见诱因，所以，甲亢患者要注意调整心情，修身养性，尽量参加一些有益的活动，从而调节生活乐趣。同时，家人朋友要同情理解，陪伴呵护。

75. 为什么“甲亢”患者忌久看电视、玩手机或看书报

（1）甲亢多伴有眼病　甲亢眼病是甲亢的三大临床表现之一，可分为良性突眼和恶性突眼两种。良性突眼者无明显感觉，常常由别人发现眼睛异常，表现为突眼、少瞬目，眼裂增宽，两眼内聚困难。眼球突出度在 16~18mm（正常人 16mm 以内）。这些异常在甲亢治疗缓解后可自行消失。恶性突眼又称为浸润性突眼，为眼外肌和眼球后组织自身免疫病。患者有感觉也有体征，患者常主诉眼部异物感、畏光、流泪、视力模糊或眼眶深部胀感。检查发现：眼眶周和眼睑浮肿，结膜水肿充血，眼球突出，严重者睡眠中睑闭合不严，易患暴露性角膜炎；眼外肌功能紊乱，可出现复视等；偶有严重的角膜炎并发角膜溃疡；此外，有些人有视神经受累的表现，如视敏度降低，色觉迟钝和视野缺损，突眼度常超过 18mm。对这种恶性突眼单纯治疗甲亢是不够的，必须在治疗甲亢的同时，给予糖皮质激素抑制眼外肌和眼球后组织自身免疫反应。不管甲亢是良性突眼还是恶性突眼，都要注意休息，忌久看电视或长时间看书报，以有利于眼病的恢复。

（2）久看电视或久用手机易患“电视眼”“手机眼”。“泡剧”

一族经常通宵达旦地看电视、iPad，“手机控”不分场合地玩手机，中小学生连续上网聊天、打游戏，由于荧光屏跳跃闪动，切换速度非常快，会使眼肌一直处于紧张状态，导致眼睛胀痛、视力模糊、眼角干涩等症状，有时还伴有头晕头痛等，俗称“电视眼”或“手机眼”。严重者还会出现恶心、呕吐甚至暂时性失明。出现此类症状的原因是用眼过度、眼部肌肉调节紊乱等所致。甲亢眼病本来就存在眼肌调节障碍，更容易患“电视眼”或“手机眼”。

（3）电脑、手机、电视和iPad荧光屏都会有一定量的辐射，虽然没有太大的伤害作用，但看得时间长了也会对眼睛有刺激作用。甲亢患者的眼睛抗辐射能力较正常人低，上网和看电视时间稍长，就会损伤眼睛。因此，建议正常人一般连续看电视最好不要超过2小时，甲亢患者更要少上网、少看电视。

76. 何为内分泌突眼，其发病机制是什么

内分泌突眼，又称格雷夫斯（Graves）眼病、甲状腺相关性突眼等，其中只有眼病而甲状腺功能正常者，被称为甲功正常的格雷夫斯病或眼型格雷夫斯病。

内分泌突眼分为单纯性突眼和浸润性突眼2类：

（1）单纯性突眼又称良性突眼（图15）。患者无不适感觉，即无症状，但有体征。主要是由甲状腺激素分泌过多使得交感神经兴奋所致的上睑肌挛缩而引起，为各种病因的甲亢所共有，甲亢缓解后可恢复。

（2）浸润性突眼又称恶性突眼（图16），为弥漫性毒性甲状腺肿，

即格雷夫斯甲亢所特有，也可与桥本甲状腺炎或特发性甲减共存；但非自身免疫原因所致甲亢，如垂体性甲亢、碘甲亢等不伴该类突眼，所以又称为格雷夫斯眼病。

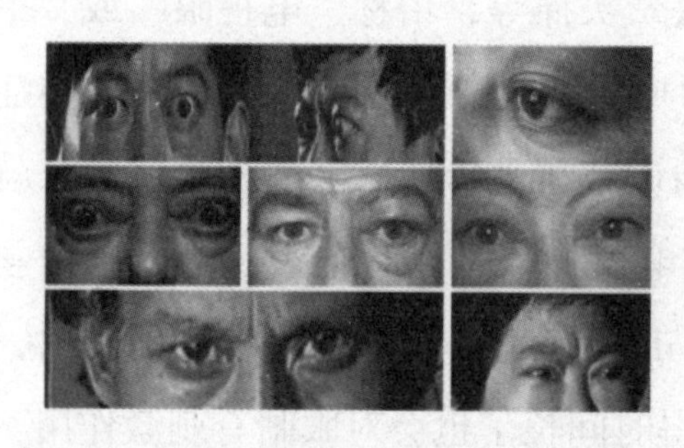

图 15　良性突眼

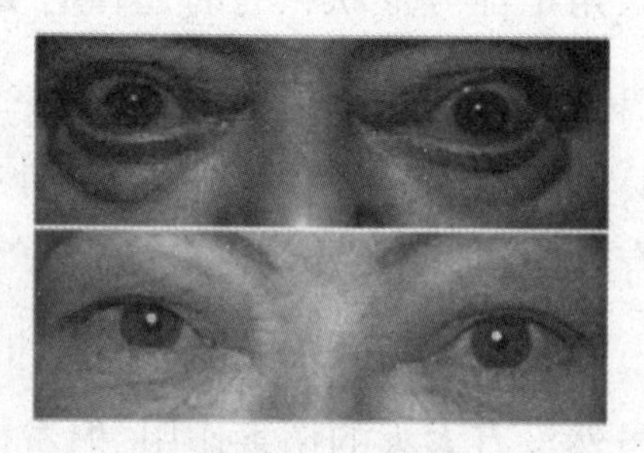

图 16　恶性突眼

此病是一种能和自身免疫性甲状腺病——格雷夫斯甲亢、桥本甲状腺炎和特发性甲减共存，与其中 3 种疾病形成各种重叠，又能独立存在的眼外肌和球后组织自身免疫病。

此病病理表现为眼外肌和球后组织有大量单个核细胞浸润，成纤维细胞活动，黏蛋白成分增加，水分增加和不同程度的纤维化。全部眼外肌均受累，解剖发现外观肿大，质地韧，硬如橡皮。简言之，此病是自身免疫紊乱引起的针对眼外肌和球后组织的器官特异性自身免疫病。

77. 内分泌突眼有何临床表现

（1）单纯性突眼无症状，患者无不适感觉，常常由别人发现眼睛异常。异常表现主要是甲状腺激素过多使得交感神经兴奋所致上睑肌挛缩而引起，各种原因甲亢都会有这种异常，表现为：上视时不皱额，下视时上睑迟落，上睑不能与眼球同步向下，露出“黑眼珠”上部的白色巩膜；突眼少瞬目，睑裂增宽，两眼球内聚困难。眼球突出度在 18mm 以内。这些异常在甲亢治疗缓解后可消失。

（2）浸润性突眼又称恶性突眼，为眼外肌和眼球后组织自身免疫病。本病具有潜在的失明危险和致畸性，临床有症状也有体征。患者常主诉眼部异物感、畏光、流泪、视力模糊或眼眶深部胀感。上睑挛缩和迟滞十分恒定，其他典型体征有：眶周和睑浮肿，结膜水肿充血，眼球突出，睡眠中睑闭合不严，暴露性角膜炎，眼外肌功能紊乱，复视等；偶有严重的角膜炎并发角膜溃疡；此外有些人有视神经受累的表现，如视敏度降低、色觉迟钝和视野缺损。突眼度常超过 18mm。对内分泌突眼的简略分类分级见表 7，对浸润性突眼严重程度分级见表 8。

对内分泌突眼活动程度的判定：自发性眼球后疼痛，凝视或眼球活动后疼痛，眼睑充血，结膜充血，眼睑水肿，眼部炎症反应和结膜水肿。共 7 项指标，每项 1 分，≥ 3 分为活动性，＜ 3 分为非活动性。

表 7　内分泌突眼简略分类分级

分类	分级	症状和体征
单纯性	0	无症状和体征
	1	有眼症，限于上眼睑挛缩、凝视、眼睑滞后，突眼度＜ 18mm；无症状
浸润性	2	软组织受累：有症状和体征
	3	突眼度＞ 18mm
	4	眼外肌受累
	5	角膜受累
	6	视力丧失

表 8 浸润性突眼严重程度评估

严重程度	突眼度 /mm	复视	视神经受累
轻度	19~20	间歇性发生	视神经诱发电位或其他检测异常，视力＞ 9/10
中度	21~23	非持续存在	视力 8/10~5/1
重度	＞ 23	持续性存在	视力＜ 5/10

78. 浸润性突眼患者的甲状腺功能状态如何

（1）甲亢合并浸润性突眼　临床 50% 的格雷夫斯甲亢伴有眼病，敏感的影像学检查（如 CT）证实绝大部分格雷夫斯甲亢有眶部受累；换言之，大部分浸润性突眼患者的甲状腺功能是亢进的。

（2）甲功正常的浸润性突眼　少部分患者有浸润性突眼，而无甲亢，甲功是正常的，即所谓的眼型格雷夫斯病。

眼型格雷夫斯病甲功正常的机制有：①突眼发生在甲亢前数年或数月；②甲亢合并桥本甲状腺炎，由于甲状腺的破坏，可不表现甲亢；③桥本甲状腺炎合并浸润性突眼；④浸润性突眼可独立存在。

（3）甲减合并浸润性突眼　少见，主要是甲减期的桥本甲状腺炎或特发性甲减合并浸润性突眼。

79. 如何诊断内分泌浸润性突眼

浸润性突眼伴有甲亢或甲减时不难诊断。仅有突眼而无甲亢时称为眼型格雷夫斯病（EGO），容易与眼科突眼混淆，特别是突眼为单侧或一侧较重时，往往先就诊于眼科，误诊多见。下列几点有助于本病诊断：

（1）TRH 兴奋试验无反应或低反应。

（2）T3 抑制试验不抑制。

（3）TRAb 阳性。

（4）CT 或 MR 眶部扫描　显示眼外肌梭状肥大，尤其是内直肌和下直肌梭状肥大明显（图 17），并除外眶部肿瘤。

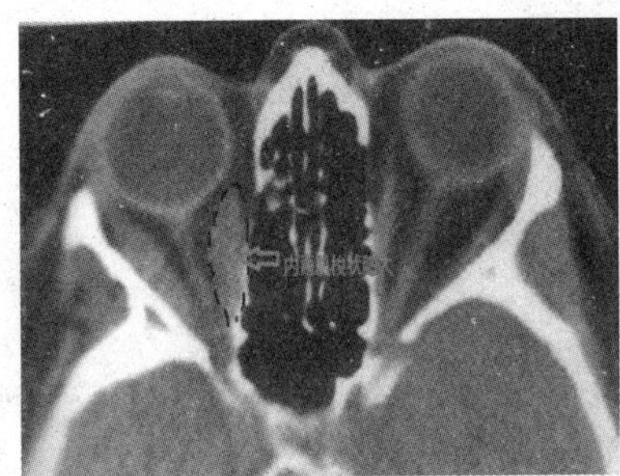
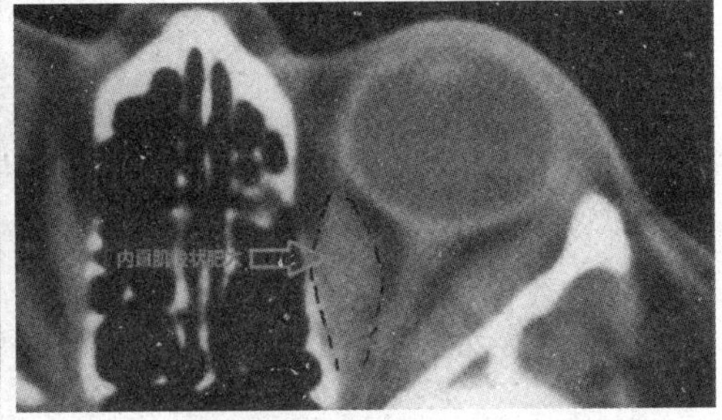

图 17　恶性突眼 CT（眼球内直肌呈现梭状肥大）

EGO 单侧突眼，或一侧较重时需和眼科突眼鉴别，需鉴别的疾病有：眶部肿瘤、白血病浸润、肉芽肿疾病、急慢性青光眼、巩膜炎、眶蜂窝组织炎、海绵窦血栓形成和炎性假瘤。

误诊多见炎性假瘤（或称假瘤性肌病），这是一种原发眶内组织的慢性非特异性炎症，病因未明，有感染和免疫功能紊乱等学说。临床有单侧突眼，结膜充血水肿伴眼痛；B 超、CT 扫描有眼外肌增粗；病理改变有不同程度的炎症细胞浸润伴纤维组织增生，病变常累及下直肌，引起眼球垂直方向运动障碍。本病需糖皮质激素治疗。

炎性假瘤与 EGO 有如下不同：

（1）炎性假瘤的甲功和垂体－甲状腺轴功能正常。

（2）浸润的炎细胞为多形性和成熟性。

（3）病情多在 1 年内自然缓解。

（4）B 超、CT 扫描显示近泪腺处、视神经和眼球连接处或直肌附着处有软组织块影。

（5）本病对激素反应比 EGO 好，一般用药数天疼痛消失，1~2 周视力恢复正常。

诊断内分泌浸润性突眼后，要对其严重程度和活动程度进行分析判断，以便采取有针对性的个性化治疗。

80. 如何治疗内分泌突眼

单纯性突眼仅治疗原发病，浸润性突眼的治疗首先要区分病情严重程度。根据 EMgOGO 报告：轻度占 40%、中度占 33%、重度占 27%。再分析判断其活动程度，以便采取有针对性的个性化治疗。

（1）轻度浸润性突眼　轻度浸润性突眼病程一般呈自限性、多不进展为中度和重度突眼，多数不需要强化免疫抑制治疗。治疗以控制甲亢和局部处理为主，包括强制性戒烟、控制甲亢、避免甲减，甲亢或甲减都可能促进本病进展。

眼科处理：①畏光：可戴有色眼镜；②角膜异物感：使用人工泪液；③保护角膜：夜间结膜遮盖；④眶周水肿：睡眠时抬高床头，可间断使用利尿剂；⑤轻度复视：棱镜矫正。

2016 年欧洲甲状腺协会指南推荐对于轻度、病程短的突眼患者，在上述治疗的基础上可给予为期 6 个月的硒补充治疗。据说有助于改善眼部的临床表现，阻止眼病的进展。特别是对于来自缺硒地区的患者。方法：口服亚硒酸钠，每天 2 次，每次 100 μg，持续 6 个月。

但对病程长、富硒地区的患者是否同样有效还缺乏循证医学证据。

如上述治疗无效或病情活动进展,可进一步考虑免疫抑制治疗。

（2）中、重度浸润性突眼，特别是活动性差的患者需免疫抑制综合强化治疗。

1）强制性戒烟。

2）调节甲状腺功能　伴甲亢者以硫脲类药物治疗为首选，甲亢控制以缓慢为宜，不宜治疗过头出现甲减，一旦出现甲减，眼病会加重。伴甲减者（少见），可给予甲状腺素替代治疗。

3）眼科局部治疗　包括避光、戴墨镜、交替用抗生素及氢化可的松眼药水点眼，睡眠中以眼膏或眼罩覆盖因睑闭合不严的暴露角膜，点 0.5% 甲基纤维素眼药以减少局部刺激。严重患者有视神经受压迫可能引起失明者（罕见），需手术开眶减压。

4）免疫抑制剂治疗　泼尼松 30~60mg/d 或更大量，分次口服，症状好转后减药,约 1 月后见效,逐渐减至最小维持量,约 5~15mg/d,维持半年以上，甚至 1~2 年或更长。

5）激素冲击治疗　静脉给药的激素冲击治疗，近来已成为主流治疗。其有效率(80%~90%)高于传统的激素口服治疗(60%~65%)。2016 年欧洲甲状腺协会指南推荐：对于活动性中、重度浸润性突眼，大剂量糖皮质激素的冲击治疗可作为一线治疗。

冲击治疗给药方法有多种，既往方法是将甲泼尼松 500mg 加入生理盐水静滴，隔日 1 次或 1 天 1 次，连用 3 次，1 月后重复，甲泼尼松总剂量不超过 8g。

已有甲泼尼松引起严重中毒性肝损害和死亡的报道，发生率为 0.8%，可能与药物的累积剂量有关，所以要控制激素的累积总剂量。

2016 年欧洲指南给出了数种选择。其他免疫抑制药，如环磷酰胺、硫唑嘌呤等可酌情选用或同泼尼松合用。近年用环孢霉素 A 治疗本病，疗效并不优于泼尼松，但副作用较小。

6）中医中药治疗　中药中雷公藤、昆明山海棠有免疫抑制作用，可适用于轻度浸润性突眼。中医的辨证施治可分为郁热挟淤型、脾虚痰湿型、肝肾阴虚型等，可对症下药。

7）其他疗法：①眶部放疗：对减轻软组织、角膜体征及眶内压力有效，有条件可选用；②血浆置换：对急性进展病例有效，国内开展较少。

81. 何为糖皮质激素的冲击治疗，如何实施

冲击治疗是短期大剂量糖皮质激素静脉给药，最大限度的快速发挥糖皮质激素的抗炎、免疫抑制作用，抑制免疫破坏和炎症反应，减轻有害因素对人体损害的一种治疗方法。

该治疗常常用于治疗过敏性休克、狼疮性肾炎、狼疮性脑病、药物超敏综合征、坏死性皮肤血管炎、活动性中重度内分泌突眼等，以及对常规量的口服糖皮质激素治疗效果不佳的系统性红斑狼疮、皮肌炎、结节性多动脉炎、寻常性天疱疮、顽固性坏疽性脓皮病、重症多型红斑、中毒性表皮松解症等。

何为大剂量？我们知道 1 片泼尼松是 5mg，冲击疗法是 1 次用甲泼尼松 500~1000mg 加入生理盐水静滴，其等效剂量相当于 1 次用泼尼松 125~250 片，为大剂量。

2016 年欧洲甲状腺协会指南推荐：对于活动性中、重度浸润性

突眼，大剂量糖皮质激素的冲击治疗可作为一线治疗。推荐冲击治疗累积糖皮质激素总量不超过8.0g，并且要在有经验、可有效管理其副作用的诊疗中心实施。推荐方案如下：

（1）大部分活动性中、重度突眼患者　甲泼尼松500mg加入生理盐水静滴，1周1次，共6周；此后250mg每周1次，共6周。累积剂量4.5g。

（2）严重病例　可用更大剂量：甲泼尼松750mg加入生理盐水静滴，1周1次，共6周；此后500mg每周1次，共6周。累积剂量7.5g。

（3）视神经受累、威胁视力的极重度患者　指南推荐立即开始冲击治疗，第一周：甲泼尼松500~1000mg，隔日1次或1日1次，1周3次。如2周内病情缓解或改善，此后按活动性中重度突眼冲击方案治疗；如2周内疗效不佳或无效，应紧急实施眼眶减压术。

新发病毒性肝炎、显著的肝功能异常、严重的心血管疾病、精神病患者、严重骨质疏松消化道出血等患者应避免使用该治疗，糖尿病、高血压得到良好控制后使用。

82. 内分泌突眼的甲亢患者选择何种治疗

2016年欧洲甲状腺病指南指出：

（1）内分泌突眼的甲亢治疗，选择药物、手术或^{131}I任一方法均可。

（2）对于吸烟者、新发甲亢、严重甲亢（FT4和/或TRAb高水平），^{131}I治疗可能导致突眼恶化或进展，应高度注意。如需^{131}I治疗甲亢，推荐同时开始口服泼尼松0.3~0.5mg/（kg·d），逐渐减量维持3个月，以预防突眼的恶化。^{131}I治疗非活动的突眼甲亢，不需要使用激素。

（3）药物或手术治疗不影响突眼的自然病程。笔者认为药物治疗甲亢应首选。

（4）应避免治疗过度出现甲减，如出现可用甲状腺素补充治疗。

83. 什么是甲亢心脏病

甲亢时过量的甲状腺激素对心脏有很多不利影响：

（1）过量的T3、T4直接作用于心肌细胞，对心肌代谢、心肌蛋白和心肌酶的合成、心肌收缩性均产生不利影响。

（2）过量甲状腺激素增强了儿茶酚胺对心肌的作用。

（3）甲亢时全身高代谢状态，置心脏于高动力循环中，加重了心脏的负担。由此而引起的心脏病称为甲亢心脏病。

甲亢心脏病常见于40岁以上的甲亢患者，多数患者甲亢病程长、病情反复，未得到良好的控制；患者常诉心悸、气短、心前区疼痛、不能平卧等，医生检查发现：

（1）X片、B超或叩诊心脏增大。

（2）体查或心电图显示明显心律失常，最常见为心房纤颤。

（3）体查表明有心力衰竭。

甲亢患者有上述3条临床表现中的任何1条，能除外其他心脏病，如冠心病、风湿心脏病、先心病等，并且在甲亢治愈或缓解后，心脏病明显好转或消失，可确诊本病。

笔者提醒患者家属注意，老年人甲亢发病隐袭，临床表现常不典型，常以心血管或消化系统表现为主，缺乏怕热、多汗、精神兴奋等表现，甚至表情淡漠，甲状腺明显肿大和突眼也较少见，因此被称为淡漠型甲亢，易被误诊误治。

84. 如何防治甲亢心脏病

甲亢心脏病是甲亢患者死亡的主要原因。甲亢心脏病是可治愈也可预防的心脏病。有效地控制甲亢可明显减少甲亢心脏病的发生。甲亢心脏病的发生存在如下现象：农民甲亢比城市甲亢患者多见；文化程度低者比文化程度高者多见；甲亢病程长者比短者多见；40岁以上甲亢患者比年轻患者多见。鉴于以上情况，因人而异地选择恰当有效的治疗甲亢的方法十分必要。例如：方便、经济、快捷的 ^{131}I 治疗甲亢，不需要像手术那样做许多复杂的术前准备，不必住院，门诊即可完成治疗。口服 ^{131}I “干一杯”或吞食一粒胶囊就解决了问题，干脆利索，不需像药物治疗那样长期反复服药，相对治疗花费少，经济，节约时间。^{131}I 治疗尤其适用于经济条件不宽裕的，居住地离城市远的，文化程度不高，又不耐烦长期服药的农民患者。

对于甲亢已经合并甲亢心的患者，治疗需注意：

（1）合理地治疗甲亢依然是治愈心脏病的基础，患者应同医生密切配合选择最有效的治疗。

（2）甲亢心衰对洋地黄类有某种程度的抵抗，宜选用排泄快、剂量小的制剂。

（3）心律失常以心动过速或心房纤颤多见，常常合并心衰，可在应用洋地黄类药物的同时应用普萘洛尔。

（4）甲亢合并心房纤颤、甲亢未控制，不宜药物或电除颤治疗。

（5）合并心肌梗死或严重心绞痛者应住院治疗。

85. 什么是甲亢合并周期性瘫痪

甲亢合并周期性瘫痪是甲亢肌病中最常见的一种。

甲亢患者有过多甲状腺激素，对肌肉的代谢、肌蛋白的合成、肌原酶的产生、肌肉的应激性和收缩功能等各方面均会产生不利的影响。浸润性突眼眼外肌由于自身免疫因素，可表现为单个核细胞的浸润及黏多糖、黏蛋白的沉积。甲亢肌病可分为：

（1）急性甲亢肌病　罕见，起病急，数周内出现说话和吞咽困难，并可导致呼吸肌麻痹，威胁生命，也可合并甲亢危象。

（2）慢性甲亢肌病　较多见，甲亢病程长者，出现近端肌群（如肩带、髋带肌群）的无力和萎缩，患者常诉蹲位起立或梳头动作困难。

（3）甲亢伴周期性瘫痪　多见，东方国家男性甲亢患者发作时四肢麻痹，常伴低血钾，常在饱餐或劳累后发作，表现可轻可重，轻者四肢无力，重者完全瘫痪，发作时补钾有效，甲亢治愈后本病不再发作。

（4）眼肌麻痹性突眼　详细内容见浸润性突眼。

（5）甲亢伴重症肌无力　主要累及眼部肌群，有睑下垂，眼球运动障碍和复视。面部肌肉和吞咽肌也常累及，肌无力，吞咽、咀嚼和说话都可困难，特别是多次重复动作后会更明显。例如让患者多次闭眼睁眼后，出现眼睁不开现象，新斯的明治疗本病有效。本病和甲亢可能是两个自身免疫病发生在同一个人身上。

甲亢伴周期性瘫痪具有以下临床特征：

（1）多见于东方国家，如中国、日本等；欧洲国家少见。多见于男性甲亢患者，国内报告男性甲亢伴周期性瘫痪占甲亢患者的3％左右，由于男性甲亢只占整个甲亢的14%~20%，则每4~5个男性甲亢患者中就有1个可能患周期性瘫痪。

（2）发作时表现轻重不一，轻者仅下肢无力，重者全身瘫痪，甚至呼吸肌麻痹。面肌、咀嚼肌、动眼肌受累轻，与急性甲亢肌病、重症肌无力不同。

（3）常在饱食高糖食物、劳累、受寒、感染、情绪激动的情况下发作，胰岛素和肾上腺素可诱发发作，可持续数小时至数日。

（4）发作时常伴有低血钾，补钾可终止和预防发作。

（5）周期性瘫痪可出现在甲亢之前，也可出现在甲亢症状明显时或甲亢缓解期。甲亢症状轻或不明显，而麻痹发作严重时，易漏诊甲亢，应注意检测甲状腺功能。一般认为甲亢治愈，本病也不再发作。

86. 如何诊断和防治甲亢合并周期性瘫痪

甲亢伴有上述周期性瘫痪的临床特征时，诊断不难。有周期性麻痹而甲亢不明显时，须与原因不明的家族性周期性麻痹相鉴别。后者甲功正常，有家族史，发病年龄小，发作时间长，发作时血钾可低、可正常、可高。

另外，长期食用粗制棉籽油，可引起肾小管酸中毒，导致低血钾肌麻痹，但甲功正常可资鉴别。

本病的防治措施如下：

（1）预防发作　①避免饱食，避免高糖饮食，睡前不宜进餐；②避免精神紧张，防止情绪激动，避免寒冷；③避免剧烈运动，避免感染；④血钾经常在 3.5mmol/L 以下者，要适当补钾；⑤加强甲亢控制，普萘洛尔对减少发作有效；治愈甲亢，本病也不再发作。

（2）麻痹发作时治疗　①血钾低于正常时，可用 1000mL 生理盐水加氯化钾 3g 静脉滴注，每小时进 1g 为宜；好转后改为口服：氯化钾每次 1~2g，每天 2~3 次；②低血镁者，适当补镁；③积极治疗甲亢。

87. 什么是甲亢危象，引发危象的诱因有哪些，有何发病机制

甲亢危象是指甲亢病情有致命性恶化的情况，是甲亢少见的并发症，约占住院甲亢患者 1%~2%，病情危重，死亡率一般在 30%~50%，可高达 75%，即使得到合理治疗，死亡率也在 20%。

（1）甲亢危象的诱因　通常发生于未治疗或治疗不充分的患者，常见的诱因有：

1）感染：其中 3/4 是上呼吸道感染，其次是胃肠道和泌尿道感染，偶见皮肤感染、腹膜炎。

2）应激：饥饿、精神紧张、劳累、药物反应（药物过敏、洋地黄中毒和胰岛素低血糖等）、心力衰竭、饥饿、分娩等。

3）不适当停用抗甲状腺药物。

4）术前未能很好地准备甲状腺切除术或其他甲状腺外的急诊手

术，如急腹症手术、剖宫产手术等。

5）偶见未很好准备的甲亢同位素治疗后。

（2）危象的发生机制

1）短期内大量甲状腺激素进入血循环：手术切割甲状腺，同位素 ^{131}I 的 β 射线对甲状腺滤泡细胞破坏，都会引起原储存激素大量漏入血循环，引起危象。

2）血中游离甲状腺激素增多：感染和应激状态，血中甲状腺激素结合蛋白降低，则游离激素增加，T4 向 T3 转化增加。

3）交感神经过度兴奋。

4）机体对甲状腺激素的耐受力衰竭，特别是肾上腺皮质在长期高负荷后功能减退，甚至功能衰竭。

88. 甲亢危象有哪些临床表现，如何诊断

（1）危象的先兆期表现　患者多汗、烦躁、嗜睡、恶心、食欲减退、便次增多、体温升高至 39℃左右、心动过速、心率为 120~160 次 /min，此时如不及时救治可迅速进入危象期。

（2）危象期表现　患者极度惊恐，高热 39℃以上，大汗、心动过速、心率在 160 次 /min 以上，可有心律失常、心力衰竭；有频繁呕吐、腹泻、黄疸，很快脱水、谵妄、昏迷，最后死于休克、心肺功能衰竭、水电解质紊乱。淡漠型甲亢危象不典型，其特点是表情淡漠、嗜睡、反应低、不发热或低热，极度无力、极度消瘦，心率慢、脉压小，突眼和甲状腺肿不明显，常陷入昏迷而致死。两期的区别见表 9。

表 9　甲亢危象和危象前期表现

表现	危象前期	危象期
体温	＜ 39℃	＞ 39℃
脉搏	120~159 次 /min	＞次 160/min
出汗	多汗	大汗淋漓
神志	烦躁、嗜睡躁动	谵妄、昏迷
消化道症状	食欲减退	恶心呕吐
大便	便次增多	腹泻显著
体重	下降	明显下降

（3）甲亢危象的诊断　早期诊断、及时治疗同预后关系极大，故要强调危象前期的诊断和治疗。

甲亢危象的诊断要点主要有：

1）有甲亢、浸润性突眼或甲状腺肿大的病史。

2）有引起危象的诱因（见前述甲亢危象诱因部分）。

3）有表中危象前期 3 条或以上者，诊断危象前期；有危象期 3 条或以上者，诊断危象。

4）淡漠型甲亢危象：常见于老年人，甲亢发病隐袭，临床表现常不典型，常以心血管和消化系统表现为主，缺乏怕热、多汗、精神兴奋等表现，甚至表情淡漠，甲状腺明显肿大和突眼也较少见，因此被称为淡漠型甲亢，或无力型和隐蔽型甲亢。

89. 如何自我预防甲亢危象，甲亢危象如何救治

（1）甲亢患者的自我预防　甲亢危象是可以预防的，积极合

理控制甲亢，预防危象发生的诱因，可预防或减少危象的发生。危象的诱因主要是感染、应激、不适当停用抗甲亢药物、未准备好的同位素 ^{131}I 治疗以及未充分准备、甲亢未控制就匆匆手术而引起。患者应注意避免这些诱因，可预防危象发生。

（2）危象救治措施

1）迅速抑制甲状腺激素合成　一般首选丙硫氧嘧啶（PTU）300mg 每 6 小时口服或鼻饲 1 次，或甲巯咪唑 30mg 每 6 小时 1 次。大剂量硫脲类药物可在 1 小时内阻断甲状腺激素合成。

2）迅速抑制甲状腺激素释放　通常用碘化钠 250mg 静脉滴注，每 6 小时 1 次；或口服复方碘溶液 10~20 滴，每 8 小时 1 次。应用碘剂应注意：①碘剂应在使用硫脲类药物 1 小时后或两种药物同时使用；②当急性症状控制后，碘剂可减量，一般用药 3~7 天可停药；③用碘剂作术前准备的外科手术诱发危象，再用碘剂无效；④极少数人对碘有不良反应，如药疹、结膜炎、腮腺炎及中毒性肝炎等。

3）清除血中过多的甲状腺激素　①换血；②血浆去除：每次取血 500mL，分离血浆和细胞成分，后者加入林格氏液回输，12~24 小时内可重复 3~7 次；③血液透析；④腹透。

4）降低周围组织对甲状腺激素的反应　普萘洛尔 20~60mg，每 4~6 小时口服 1 次或以每分钟 1 mg 速度静注，可用 2~10mg；或用利血平 1 mg，每 4~6 小时肌注 1 次。

5）应用肾上腺糖皮质激素　氢化可的松每日 200~300mg 或地塞米松每日 15~30mg，分次静滴。

6）对症治疗　抗感染；纠正水电解质紊乱；吸氧、降温；抗心衰、抗休克等。

 90. 胫前局限性黏液性水肿是怎么回事

胫前局限性黏液性水肿同浸润性突眼一样，是格雷夫斯病的甲亢所特有，换言之，一个甲亢患者同时伴有局限性黏液性水肿，那么该甲亢必定是格雷夫斯病，而不会是其他病因甲亢。本病多发生在胫前皮肤，对称，稍高出皮肤，表皮增厚、变粗，病变同正常皮肤分界清晰，呈暗红褐色或棕红色，表面发亮，皮薄而紧张，有时有脱屑，皮损大小不等，后期融合，增厚的皮肤可褶皱成树皮状，有时表现为大小不等的斑块样结节，形态可不规则，圆形或卵圆形，皮损外伤或抓破可发生感染（图 18）。皮损也可发生在手足或头面部，皮损中黏多糖、黏蛋白沉积显著增多，可能同局部皮肤的自身免疫有关。

除治疗甲亢外，黏液水肿的局部可用糖皮质激素外用。

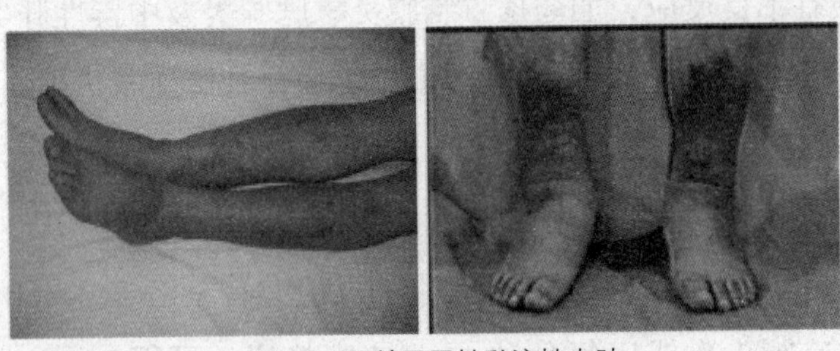

图 18　胫前局限性黏液性水肿

91. 何为淡漠型甲亢

老年人甲亢发病隐袭，临床表现常不典型，常以心血管和消化系统表现为主，缺乏怕热、多汗、精神兴奋等表现，甚至表情淡漠，

甲状腺明显肿大和突眼也较少见，因此被称为淡漠型甲亢，或无力型和隐蔽型甲亢。易被误诊误治。

以消化道表现为主者，常食欲减退，多腹泻，可有恶心、呕吐、食纳差、消瘦明显，甚至呈恶病质（皮包骨头），常被误诊为癌肿、结核病等。以心血管系统表现为主者，常表现为心律失常和心力衰竭，由于年老，可合并其他心脏病，如合并心绞痛甚至心肌梗死，常常会漏诊甲亢。

该型甲亢全身症状较重，羸弱，明显消瘦，全身衰竭，抑郁淡漠，有时神志模糊，甚至昏迷。易误诊、漏诊，须提高警惕。

92. 甲亢为什么会自动转变为甲减，甲减多年后又转成甲亢

医疗实践中，同一个人患甲亢，自动转变为甲减，甲减又会转变为甲亢的现象确实存在。有几种不同的情况：

（1）格雷夫斯甲亢和桥本甲状腺炎可合并存在于同一个甲状腺，一般称桥本甲亢（Hashitoxicosis）。当甲亢占优势时临床表现甲亢，当桥本甲状腺炎逐渐发展，甲状腺组织受炎症破坏增多达一定程度后，不能产生足量的甲状腺素时则出现甲减。此种情况的甲减一般不会再转为甲亢。

（2）格雷夫斯甲亢患者体内可存在多种甲状腺抗体，其中甲状腺刺激抗体（SATb）引起甲亢；而甲状腺阻断抗体（TSBAb）可阻断 TSAb 和 TSH 作用，引起甲减。患者的甲状腺功能如何，亢进、正常还是减退取决 TSAb 和 TSBAb 的相对强度。我们已观察到，当

TSAb 占优势时，患者表现甲亢；当 TSAb 和 TSBAb 都减低时，患者表现甲状腺功能正常；当 TSBAb 占优势时患者表现甲减。

（3）亚急性甲状腺炎、无痛性甲状腺炎早期由于炎症破坏了正常的甲状腺滤泡结构，可使原来储存在滤泡内的甲状腺激素漏入血循环而引起一过性甲亢表现，当储存甲状腺激素消耗殆尽，而受损伤的滤泡细胞合成甲状腺激素能力尚未恢复，则可出现甲减，此后大部分逐渐恢复正常。除 10% 的无痛性甲状腺炎可再次发作一过性甲亢外，一般不会再出现甲亢。桥本甲状腺炎中少数病例早期可出现一过性甲亢，此后恢复正常，晚期出现甲减。

93. 特殊类型甲亢有哪些

除了格雷夫斯甲亢（Graves 病）外，其他原因甲亢都可被认为是特殊类型甲亢。由于格雷夫斯甲亢占整个甲亢的 90%，通常简称的“甲亢”即指这种，而其他甲亢应说全称。特殊类型甲亢有：

（1）桥本甲亢（Hashitoxicosis）。

（2）胎儿和新生儿甲亢。

（3）自主高功能甲状腺腺瘤。

（4）多结节性甲状腺肿。

（5）碘甲亢。

（6）滤泡性甲状腺癌甲亢。

（7）HCG 相关甲亢（妊娠早期、绒毛膜癌、葡萄胎分泌过多 HCG 刺激甲状腺功能亢进）。

（8）垂体性甲亢 病因在垂体，由于垂体合成和分泌 TSH 增多，刺激了甲状腺功能亢进。通常是垂体 TSH 细胞瘤所致。

（9）异源 TSH 综合征　一些恶性癌肿分泌类 TSH 样物，引起甲亢。

（10）症状性甲亢（非甲亢型甲状腺毒症）：血循环中甲状腺激素增多，但甲状腺内甲状腺激素并没有合成增多。包括亚急性甲状腺炎和无痛性甲状腺炎，桥本甲状腺炎一过性甲亢，服用甲状腺激素，卵巢甲状腺肿。

94. 什么是桥本甲亢，什么是桥本假性甲亢

（1）桥本甲亢　指桥本甲状腺炎和格雷夫斯甲亢共存，甲状腺同时有甲亢和桥本甲状腺炎两种病的病理组织学表现。临床可见到典型甲亢表现和实验室检查结果：

1）具有甲亢高代谢征群：怕热多汗、细震颤、心动过速、体重减轻等。

2）甲状腺增大，有血管杂音。

3）部分患者有浸润性突眼、胫前黏液性水肿等。

4）高滴度 TMA、TGA 和 Tpo-Ab，可有 TSAb 阳性。

5）甲状腺摄 ^{131}I 亢进，不被 T3 抑制试验所抑制；TRH 兴奋试验不兴奋。

6）过氯酸钾排泌实验可（-）或（+）。

本病当格雷夫斯病占优势时，临床表现甲亢，常需抗甲亢治疗。当桥本甲状腺炎逐渐发展，甲状腺组织受炎症破坏增多达一定程度后，不能产生足量的甲状腺素时则出现甲减。另外本病的免疫功能

紊乱，体内可产生多种甲状腺抗体，其中甲状腺刺激抗体（TSATb）引起甲亢；而甲状腺阻断性抗体（TSBAb）可阻断 TSAb 和 TSH 作用，引起甲减。患者的甲状腺功能如何，亢进、正常或减退取决 TSAb 和 TSBAb 的相对强度。我们已观察到了，当 TSAb 占优势时，患者表现甲亢；当 TSAb 和 TSBAb 都减低时患者表现甲状腺功能正常；当 TSBAb 占优势时表现甲减。桥本甲亢的治疗首选抗甲亢药物，慎用手术和 ^{131}I 治疗。

（2）桥本假性甲亢　或称桥本一过性甲亢，是由于炎症破坏了正常甲状腺滤泡上皮结构，使得原储存在滤泡胶质内的甲状腺激素无序、不受控制地漏入血循环，造成一过性血中甲状腺激素水平升高。甲亢为本病的部分临床表现，但甲状腺活检无甲亢表现。TSAb（-），甲状腺吸 ^{131}I 正常或降低，少数升高者可被 T3 抑制试验所抑制，TRH 兴奋试验可兴奋，高氯酸钾排泌试验可阳性。甲状腺合成甲状腺激素并不增多，受炎症的损伤，甲状腺摄碘和合成能力是减低的。随着原来储存甲状腺激素消耗殆尽，甲亢症状可短期内消失，不需抗甲亢药物治疗，对症给小量普萘洛尔即可。

95. 什么是胎儿甲亢

本病是由母体的甲状腺刺激性抗体（TSAb）通过胎盘进入胎儿体内引起的。正常发育中的胎儿甲状腺，在孕 12 周后开始摄取碘，孕 14 周时开始自身合成 T4；孕 16 周时胎儿体内的 FT4 已接近正常成人水平。生理情况下，孕 16 周后的胎儿甲状腺已独立工作。甲亢未缓解，且 TSAb 阳性的育龄妇女受孕后 TSAb 可通过胎盘进入胎儿体内，引起胎儿甲亢和出生后新生儿甲亢。国外报告 TSAb 阳性的育龄妇女怀孕后 2%~10% 的人可出现胎儿 – 新生儿甲亢，16% 的人出现宫内死胎或新生儿死亡、滞产、皮肤发育异常及颅骨发育不全的危险。因此，在“二胎化”的时代，必须重视胎儿甲亢的防治。

胎儿甲亢有 3 种形式：

（1）母体和胎儿同时有甲亢　甲亢未缓解且 TSAb 高水平的育龄妇女受孕后，TSAb 既刺激母体也刺激胎儿甲状腺，导致了此种状况。此种最为多见。

（2）母体甲功正常，胎儿有甲亢　母体孕前手术治疗甲亢，现已甲功正常。由于甲状腺不是产生 TSAb 的唯一场所，引流甲状腺的淋巴组织也可产生 TSAb，甲状腺手术后 TSAb 可持续存在多年，此时妊娠，母体的甲状腺已大部分切除，TSAb 没有足够大的刺激对象，则母体甲功可正常，但胎儿甲状腺受 TSAb 刺激导致甲亢。

（3）^{131}I 治疗后甲功正常的育龄妇女受孕后，若 TSAb 滴度不降，也会出现母体甲功正常，胎儿可有甲亢的情况。

96. 胎儿甲亢如何诊断

甲亢经药物治疗已缓解的妇女，TSAb 阴性或非常低，胎儿甲亢可能不大。TSAb 强阳性，无论母体的甲功正常与否，都要评估有无胎儿甲亢。此种情况也适合曾用 ^{131}I 或手术治疗甲功已恢复正常的患者。

诊断胎儿甲亢有 3 项重要指标：母体 TSAb 阳性；母体的 FT4 升高；胎心率＞ 170 次 /min。

如超声检查发现胎儿生长迟缓、羊水过少或胎儿甲状腺肿大，其每一条诊断价值等同于胎心率＞170 次 /min。

有条件的医院可在超声引导下经脐静脉穿刺采血测甲状腺激素，这是确诊胎儿甲亢最可靠手段。有经验的医师在孕 25~27 周时脐静脉穿刺取胎儿血样，不良反应不到 1%。但如不是做研究，仅为诊断似无必要。

 97. 如何治疗胎儿甲亢

由于抗甲亢药物可通过胎盘进入胎儿体内，则药物治疗母体甲亢同时也治疗潜在的胎儿甲亢。研究发现母体 FT4 与脐血中 FT4 相关，而母体 FT3 与脐血 FT3 不相关，以 FT3 为治疗的观察指标有致胎儿甲减的危险。TSH 水平在 FT4 复常后数周或数月才正常，故在治疗的最初 2 个月内亦不作为观察指标。药物治疗中母体 FT4 先于 FT3 复常，则治疗的观察指标定为 FT4 最合适。治疗要求短期内，最小有效药量使母体的 FT4 维持在正常上限值。

妊娠早期（前 3 个月）口服丙硫氧嘧啶 150~300mg/d 治疗，妊娠中晚期（妊娠 3 个月后）换成甲巯咪唑 15~20mg/d。最初每 2 周复诊，大部分患者的甲功于治疗后 3~8 周恢复正常。FT4 降至正常上限时药物减半；维持量为甲巯咪唑 2.5~5mg/d 或丙硫氧嘧啶 25~50mg/d 或更小。

按母体 FT4 水平调节抗甲亢药量，胎儿甲功正常相当于母体 FT4 在非妊娠期正常上限值。

临床研究报告妊娠早期甲巯咪唑致畸性大于丙硫氧嘧啶，而后者的肝毒性大于前者；治疗后 FT4 恢复正常时间、引起甲减方面两

药无差异。国外报告一组 185 例甲亢妊娠全过程持续抗甲亢药物治疗，有 1 例新生儿出现甲减；笔者门诊药物（妊娠全过程）治疗 80 例患者，出现 3 例异常：1 例发现心脏发育畸形，孕中引产，1 例宫内死胎自然流产，另 1 例出生后甲减，及时发现，L–T4 治疗，随访 9 年，生长发育良好。

98. 何为新生儿甲亢

新生儿甲亢分 2 种类型：

（1）母亲患甲亢，母体的甲状腺刺激性抗体（TSAb）通过胎盘进入胎儿体内，引起胎儿甲亢，出生后引起一过性新生儿甲亢。出生后约经 6 周 ~3 个月随着 TSAb 的消亡，甲亢恢复正常。本型多见，约占妊娠甲亢的 70%。

（2）新生儿自身产生 TSAb 引起甲亢。此型少见而严重，可有颅缝早期融合而成小头，智力发育障碍，体格发育矮小。

以上 2 型早期难以区分，均有甲状腺肿大，造成呼吸困难、发绀。甲亢征包括：不安静、易受刺激、震颤、皮肤潮红、发热、食量大，或甲状腺肿大难以喂食；心脏增大、心动过速、心律失常、心力衰竭；肝大黄疸；眼睑挛缩、眶周水肿。可伴发感染或甲亢危象，新生儿死亡率 16%~25%。

治疗：①甲巯咪唑 0.5~1mg/（kg · d），分 2~3 次口服；或丙硫氧嘧啶 5~10mg/（kg · d），分 2~3 次口服；②普萘洛尔 0.5~1mg/（kg · d），分 2~3 次口服；③如病情严重，在上述治疗基础上可加服 Lugol 氏碘液 1 滴，每 8 小时 1 次，并静滴糖皮质激素。

99. 何为自主性功能亢进性甲状腺腺瘤

甲状腺腺瘤不依赖 TSH 和 TSAb 的刺激，自主性地浓集碘和合成甲状腺激素，引起甲亢。又称自主性功能亢进性甲状腺腺瘤。

（1）本病好发 40~60 岁女性，进展缓慢，腺瘤直径大于 3cm，可出现甲亢，甲亢一般为轻度。本病确切病因不明，部分患者发现有 TSH 受体基因突变或 G 蛋白基因突变，结节多数为滤泡状腺瘤，不受垂体的 TSH 调节，而腺瘤外的甲状腺组织仍保持正常反馈作用。

（2）临床和实验室表现起病缓慢，多先有颈部结节，逐渐增大，数年后才出现甲亢症状。甲亢症状一般较轻微，多数患者仅有心动过速或乏力、消瘦或腹泻，不伴有浸润性突眼或胫前局限性黏液性水肿，但可有甲亢的一般眼征。甲状腺触诊可扪及光滑的椭圆形结节，边界清楚，质地坚实，可随吞咽上下活动，颈部听诊无血管杂音。

血清 T3、T4 升高，或只有 T3 升高，但 TSH 恒定降低；吸 ^{131}I 率正常或升高，甲状腺核素显像示腺瘤呈“热结节”，且结节处 ^{131}I 浓集不受抑制试验的影响。腺瘤外的甲状腺组织摄 ^{131}I 率受抑制，给予 TSH 注射后，可恢复摄碘功能。TSAb 阴性，有时甲亢仅表现为 T3 型甲亢。

100. 如何治疗自主性功能亢进性甲状腺腺瘤

（1）手术切除　切除腺瘤是首选的治疗方法。腺瘤切除后，往往能迅速解除对垂体 TSH 分泌的抑制，从而恢复正常的垂体－甲状腺功能。故多数学者主张手术治疗。术前不必用碘剂准备。对甲亢症状严重者可先用抗甲状腺药物或普萘洛尔做术前准备。

手术方式有 3 种，即腺瘤摘除、腺叶次全切除和一侧腺叶全切除。一般选择腺叶次全切除和一侧腺叶全切除较多，因为部分毒性腺瘤患者在主要结节之外还存在有小的自主功能结节，若仅行大结节的摘除，遗留的小的自主功能结节若干年后可再产生毒性症状。术中避免过多挤压肿瘤，以防诱发甲状腺危象或使原有心脏病加重。一般术后 2 周左右，萎缩的甲状腺组织即可恢复功能。

（2）放射碘治疗无手术条件的患者或有多发性结节者，可用放射性 ^{131}I 治疗。对碘的剂量较 Grayes 病为大，多主张一个疗程一次大剂量给 ^{131}I，以达到破坏甲状腺腺瘤组织的目的。通常疗效较满意，因此也有人认为 ^{131}I 治疗是对该病的首选方案。为避免放射性损伤，可在 ^{131}I 治疗前数天服用甲状腺激素，抑制腺瘤周围甲状腺组织的吸 ^{131}I 功能。

^{131}I 剂量按结节重量、吸 ^{131}I 率及有效半衰期计算，通常结节小于 3cm 者给 ^{131}I 15~20mCi，大于 3cm 者给 20~30mCi。剂量大于 20mCi 宜分 2 次，隔天口服。

（3）超声引导下经皮乙醇注射治疗（PEIT） 在治疗前应除外恶性病变。无须麻醉，在超声引导下用 20~22 号针头注入 95% 乙醇；1~2 周注射 1 次，单次注射不超过 10mL，尽量避免乙醇漏至结节以外。术后仅有局部烧灼感，个别患者可有低度发热。此法安全、简便，无明显并发症，可在门诊进行，但远期疗效及副作用尚需观察。

（4）抗甲状腺药物治疗 不考虑单独长期使用，仅对甲亢症状严重者作术前准备时使用。

101. 何为多结节性甲状腺肿性甲亢

多见于中老年女性，常在患结节性甲状腺肿多年后出现甲亢表现。

结节可通过触诊、B 超和同位素扫描来确定。本病起病较缓慢，甲亢病情较轻，常表现为消瘦、乏力。少数患者因服用碘剂而突然发生甲亢。可能由于发病时患者年龄较大，心血管症状常见而突出，容易发生心肌损害，包括心动过速、房颤，心绞痛，可有心力衰竭，对地高辛治疗反应欠佳。部分患者可有消瘦、多汗、颤抖。神经精神症状少见，但可有明显的情绪不稳定、焦虑、失眠。甲状腺肿多不对称，常向胸骨后延伸，往往造成压迫症状，甲状腺可触及多个结节，质硬、大小不一、无震颤和血管杂音。

患者无浸润性突眼，可有眼睑挛缩，无胫前黏液性水肿。毒性多结节性甲状腺所造成的甲状腺激素分泌过多程度常较轻微，血清 T3、T4 或 FT3、FT4 水平轻度增高，可表现为 T3 型甲亢。甲状腺摄 ^{131}I 率增加不明显，甚至正常。TSH 降低、TRAb 阴性，但可有低滴度的 TGAb。

甲状腺 ^{131}I 扫描可见放射性碘呈不均匀的弥漫性分布，或集中于数个散在的结节上，结节外甲状腺组织吸碘功能受抑制。

本病治疗采用 ^{131}I 或手术为好，药物治疗仅为术前准备。

102. 何为碘甲亢

碘摄入过量引起的甲亢称碘甲亢。

（1）碘甲亢多发生于碘缺乏地区补碘以后，或者服用含碘药物，使用碘造影剂、碘消毒剂以后。碘缺乏地区补碘后3~5年内甲亢发病率增加。本病呈自限性，临床症状较轻，老年人多见。碘甲亢的发生与补碘前该地区碘缺乏的程度有关，轻度碘缺乏地区（尿碘中位数50~100 μg/L）补碘不会引起甲亢发病率增加。其发病机制可能是由于碘缺乏导致的甲状腺自主功能结节在接受增加的碘原料以后合成甲状腺激素的功能增强有关。

（2）胺碘酮（amiodarone）含碘37.2%。它引起的甲状腺毒症分为2个类型。Ⅰ型是碘甲亢，甲状腺合成甲状腺激素增加；Ⅱ型是碘导致的甲状腺细胞损伤，甲状腺毒症是由于甲状腺滤泡破坏，甲状腺激素漏出所致。2种类型的相同点在于都存在高甲状腺激素血症，区别点在于：① ^{131}I 摄取率：Ⅰ型正常，Ⅱ型低下或被抑制；②血清IL-6：Ⅰ型正常或者轻度增加，Ⅱ型显著增加；③彩色超声：Ⅰ型显示甲状腺血流正常或者增加，Ⅱ型无血流显示。

103. 如何治疗碘甲亢

（1）停止高碘摄入。

（2）本病呈自限性，甲亢持续数周至数月后多自然缓解，轻者可单用β阻滞药，重者应用抗甲状腺药物，一般不需要外科手术。由于甲状腺摄碘率低，不宜行放射性碘治疗。

（3）胺碘酮引起的Ⅰ型碘甲亢是严重的，因为患者通常已有心脏疾病。甲巯咪唑与高氯酸钾（1g/d）合并治疗效果较好。对于Ⅱ型患者的甲状腺毒症期给予泼尼松40mg/d治疗。

104. 什么是滤泡性甲状腺癌性甲亢，如何治疗

甲状腺癌引起甲亢少见，但不同于甲亢合并甲状腺癌。滤泡性甲状腺癌本身具有浓集碘和合成甲状腺激素的能力，虽然不如正常甲状腺组织能力强,但由于癌组织体积大,可产生大量的甲状腺激素,引起甲亢。

另外，甲亢可发生在甲状腺癌组织连同部分甲状腺手术切除后，TSH 升高可刺激癌的转移灶浓集碘和合成甲状腺激素，此时没有正常甲状腺竞争，转移灶合成和分泌甲状腺激素增多，引起甲亢。甲亢可用大剂量的 ^{131}I 治疗而缓解。

105. 什么是垂体性甲亢

垂体性甲亢是指垂体分泌过多 TSH 引起的甲亢。本病临床少见，其病因多数为垂体 TSH 细 胞瘤，少数为垂体 TSH 细胞增生。

垂体 TSH 细胞瘤病例罕见，约占垂体肿瘤的 1%；自 1960 年国际上报道第 1 例迄今，全球报告病例不足 300 例，国内 2012 年上海瑞金医院报告 16 例是国内报告倒数最多的一组。

本病各年龄均可发病，男女无差别；临床有典型的甲亢症状，甲状腺肿大可伴有结节，不伴有浸润性突眼或胫前局限性黏液性水肿，当垂体瘤为混合细胞瘤时可伴有肢端肥大或泌乳闭经综合征；抗甲亢药物治疗效果不好，甲状腺功能异常长期存在。

 106. 如何诊断垂体性甲亢

当MR及CT检查确认有垂体瘤存在，甲状腺功能实验室检查显示T3、T4、FT3、FT4、摄 ^{131}I 率均高于正常，TSH也升高，则诊断不难。但当是垂体TSH细胞增生或垂体瘤太小，MR及CT检查难以发现时，此时T3、T4、FT3、FT4和TSH都升高，与一种少见的“甲状腺激素抵抗综合征”鉴别十分困难。没有单一的检查可做出鉴别，可参考如下检查，综合判断：

（1）TRH兴奋试验　下丘脑分泌的TRH（促甲状腺激素释放激素）是一个三肽激素，已能人工合成。

试验方法：静脉注射TRH 0.3mg，分别于0分钟、15分钟、30分钟和60分钟抽血测定TSH。峰值—基础值为ΔTSH。ΔTSH $<$ 5mU/L为低反应；ΔTSH在5~25mU/L为正常反应；ΔTSH $>$ 25mU/L为高反应。垂体性甲亢为低反应。

（2）生长抑素抑制试验　奥曲肽0.1mg皮下注射，每8小时1次，共3次。分别于0小时、2小时、4小时、6小时、8小时和24小时抽血测定TSH。垂体性甲亢可被抑制，甲状腺激素抵抗综合征不被抑制。

（3）T3抑制试验　口服T3每日3次，每次40μg或干甲状腺片3次/d，每次40mg，连服1周，测定服药前后摄 ^{131}I，计算抑制率。垂体性甲亢可被抑制，甲状腺激素抵抗综合征不被抑制。

（4）性结合球蛋白（SHBG）测定　垂体性甲亢的SHBG升高，甲状腺激素抵抗综合征不升高。

（5）垂体性甲亢如是垂体混合细胞瘤时，则可能有其他垂体激

素异常，如生长激素、泌乳素等。

107. 垂体性甲亢如何治疗

手术切除垂体肿瘤为本病首选治疗；手术加放疗可提高治愈率；生长抑素有一定效果，可作为手术前准备或手术后及放疗后辅助治疗。有报道用奥曲肽200~300mg/d，3天后甲状腺激素水平得到控制，用药2周后，MR显示垂体瘤明显缩小。垂体TSH细胞增生者可试用生长抑素。

108. 什么是亚临床甲亢

亚临床甲状腺功能亢进症（subclinicalhyperthyroidism），简称亚临床甲亢，是指血清TSH水平低于正常值下限，而甲状腺激素在正常值范围，不伴或伴有轻微的甲亢症状（有人认为有轻微的甲亢症状者，不能算亚临床甲亢，而称呼为轻微的甲亢较妥）。

亚临床甲亢的病因包括：甲状腺激素补充替代治疗过量、甲状腺自主功能腺瘤、结节性甲状腺肿、Graves病等。根据TSH减低的程度，本症又划分为TSH部分抑制（血清TSH为0.1~0.4mIU/L）和TSH完全抑制（血清TSH＜0.1mIU/L）。文献报告本病的患病率男性为2.8%~4.4%，女性为7.5%~8.5%，60岁以上女性达15%；我国学者报告的患病率是3.2%（血清TSH＜0.3mIU/L）。

本病的不良结果是：

（1）发展为临床甲亢　我国学者随访5年未接受治疗的亚临床

甲亢 92 例，5.4% 发展为临床甲亢，19.6% 维持原状，71.7% 甲功转为正常。TSH ＜ 0.3mIU/L、TPOAb 阳性和甲状腺肿是发展为临床甲亢的危险因素。

（2）对心血管系统影响　全身血管张力下降、心率加快、心排血量增加、心房纤颤的患病率增加。

（3）增加骨质疏松和骨折发生率。

（4）老年性痴呆危险性增加。

109. 如何诊断和治疗亚临床甲亢

（1）诊断　TSH 低于正常范围下限，T3、T4、FT3、FT4 正常，2~4 个月内再次复查，证实 TSH 降低为持续性可诊断。

（2）治疗　对本病的治疗意见尚不一致。

1）下列情况需要治疗：年龄≥ 65 岁，TSH ＜ 0.1mIU/L；年龄＜ 65 岁，TSH 为 0.1~0.4mIU/L 伴有心脏病、甲亢症状、骨质疏松或绝经。

2）下列情况考虑治疗：年龄＜ 65 岁，TSH ＜ 0.1mIU/L 无伴发病；年龄≥ 65 岁，TSH 为 0.1~0.4mIU/L 伴心脏病或有甲亢症状。

3）下列情况不考虑治疗：年龄＜ 65 岁，TSH 为 0.1~0.4mIU/L 无伴发病；或年龄≥ 65 岁，TSH 为 0.1~0.4mIU/L 伴骨质疏松或绝经。

（3）治疗方法

1）对甲状腺切除术后和 ^{131}I 治疗后甲减行甲状腺激素替代治疗时，要及时、适当地调整甲状腺激素用量，将 TSH 维持在正常范围。

2）分化型甲状腺癌行抑制治疗者，应权衡肿瘤复发和亚临床甲亢的利弊，决定甲状腺激素的替代剂量。

3）绝经后妇女已有骨质疏松并且符合上述治疗条件者，应给予抗甲状腺药物（ATD）治疗。

4）有甲亢症状者，如心房纤颤或体重减轻等也应考虑ATD治疗。

5）甲状腺有单个或多结节者需要治疗，因其转化为临床甲亢的危险较高。

110. 何为甲状腺功能减退症(甲减)

甲状腺功能减退症（hypothyroidism，简称甲减）是指甲状腺激素合成和分泌减少或组织利用不足导致的一种病理状态。临床表现有畏寒少汗、皮肤干粗；食欲减低、大便干燥；思维迟钝、行动缓慢；心动过缓、血压偏低；疲乏无力、精神倦怠等。

按甲减病因所在部位可分为：

（1）原发性甲减（甲状腺性甲减）：病因在甲状腺本身。

（2）中枢性甲减　或称继发性甲减（下丘脑或垂体性甲减），病变在下丘脑或垂体。

（3）周围性甲减（甲状腺激素抵抗综合征）　本病是甲状腺激素的生物学作用障碍导致的甲减。很少见，为家族性遗传的代谢缺陷。

各型甲减严重时可表现非压陷性水肿，这种水肿由于真皮层含较多黏蛋白类物质不呈压陷性，称黏液性水肿。

流行病调查发现，美国12岁以上居民患病率为4.6%；中国2010年10城市社区调查20岁以上居民患病率为6.5%；若以TSH > 4.2mIU/L为诊断切点，则患病率为17.8%，其中亚临床甲减患病率为16.7%，临床甲减患病率为1.1%。女性患病率高于男性，随年龄增长患病率升高。我国甲减年发病率为 2.9‰。

按发病年龄可分为：①呆小病（克汀病）：为胎儿或新生儿甲减（图 19）；②幼年型甲减：始于性发育前的儿童；③成人型甲减。

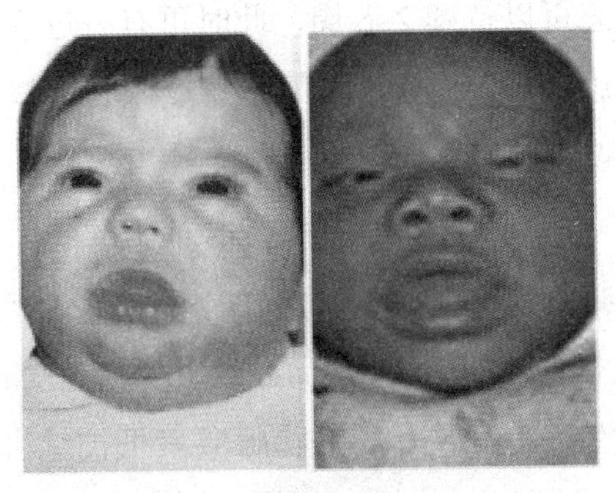

图 19 新生儿甲减和克汀病

111. 什么是原发性、中枢性和周围性甲减

原发性甲减即甲状腺性甲减，病因在甲状腺本身，占全部甲减 95% 以上。常见病因有：慢性淋巴细胞性甲状腺炎（桥本甲状腺炎）、亚急性甲状腺炎、萎缩性甲状腺炎、甲状腺结节和肿瘤手术后、Greves 甲亢 ^{131}I 治疗后和手术治疗后。其中自身免疫、甲状腺手术和甲亢 ^{131}I 治疗三大原因占 90% 以上。

中枢性甲减，或称继发性甲减，是由于下丘脑和垂体病变引起的促甲状腺激素释放激素（TRH）或者促甲状腺激素（TSH）产生和分泌减少所致的甲减。典型病例的血清 TSH 和 T4、FT4、T3 及 FT3 均减低。成人病因常为垂体或下丘脑肿瘤、手术、放疗、外伤、希恩综合征、淋巴细胞性垂体炎等；儿童的病因多源于颅咽管瘤；

先天性原因多为垂体、下丘脑发育不全；医源性原因常见于接受多巴胺治疗的患者，由于多巴胺抑制垂体产生TSH导致甲减；长期L–T4替代治疗的患者，撤除L–T4后或甲状腺高功能腺瘤切除后，垂体TSH抑制的状态可以持续2~6周，此时可有一过性中枢性甲减。部分中枢性甲减患者可伴有性腺、肾上腺受累，应该注意相关临床表现并作相关检查。

周围性甲减（甲状腺激素抵抗综合征）的病因主要是位于3号染色体的甲状腺受体β基因发生突变，突变受体与T3结合障碍，并抑制正常T3核受体的功能，从而导致甲状腺激素的生物活性减低。这种突变的发生率是1/5万。甲状腺激素抵抗综合征（RTH）有3个亚型：全身型、垂体型、周围型。本病于1967年由Refetoff等首先报道。大部分患者具有家族史，遗传方式为常染色体显性遗传，也有个别隐性遗传的报告。

112. 引起甲减的病因有哪些

引起甲减的病因多种多样，具体病因见表10。

表10 甲减的病因分类

分类	病因
原发性甲减（甲状腺性甲减）	（1）先天性甲状腺发育异常 （2）甲状腺激素合成缺陷 遗传基因缺陷 （3）甲状腺病变 1）甲状腺炎：桥本甲状腺炎和萎缩性甲状腺炎最多见，5%~10%的亚急性甲状腺炎可能留有持久甲减

续表

分类	病因
	2）地方性克汀病（缺碘） 3）癌肿对甲状腺破坏 4）结节病 5）甲亢中自发性甲减 （4）医源性甲减 1）硫脲类药物 2）锂盐：以锂盐长期治疗精神病，3%~4%发生甲减 3）放射性碘治疗后 4）甲状腺全切或次全切术后
中枢性甲减（下丘脑—垂体性甲减）	（1）下丘脑甲减　下丘脑综合征的促甲状腺激素释放激素（TRH）分泌减少所致 （2）垂体性甲减　垂体功能减退所致 TSH 分泌减少而引起（见垂体功能减退部分）
周围性甲减	循环中存在甲状腺激素结合抗体或甲状腺激素受体缺陷

113. 甲减主要有哪些临床表现

甲减的临床表现有克汀病、儿童甲减和成人甲减 3 种。各自特点为：

（1）克汀病（婴、幼儿甲减）　又称呆小症。患儿体温低，少活动，少哭闹，反应迟钝，食欲不振，便秘；体格和智力发育障碍，严重者呆、小、聋、哑、瘫；一般有四肢粗短、骨龄延迟、鸭状步态、智力低下；有特殊面容，如颜面浮肿、表情呆滞、鼻梁扁塌、眼距增宽、舌大唇厚、外伸流涎（图 20）。

（2）儿童甲减　儿童甲减似克汀病，程度较轻。较大儿童甲减如成人，但体格矮小，青春期延迟，智力差，学习成绩差。

（3）成人甲减　主要表现为：①怕冷少汗，贫血浮肿，皮肤干粗，体温偏低，少言寡语，乏力嗜睡；②反应迟钝，行动迟缓，记忆减退，智力低下；③心动过缓，血压偏低；④胃酸缺乏，食欲减退，腹胀便秘；⑤性欲减退，男性阳痿，女性月经量多，病久闭经。成人甲减各种症状发生率见表11。甲减与甲亢面容区别较大（图21）。

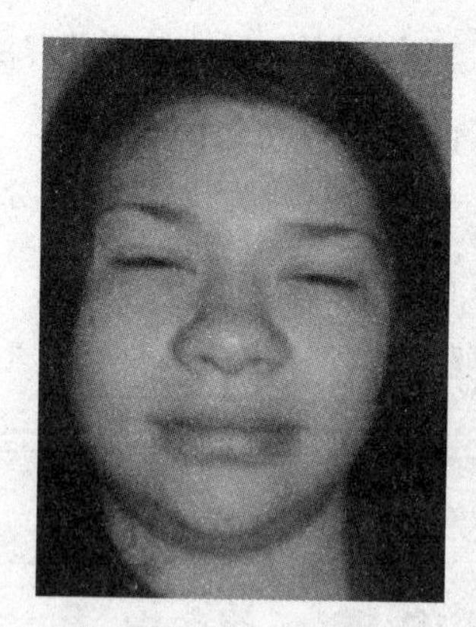

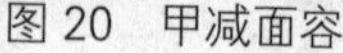

图 20　甲减面容

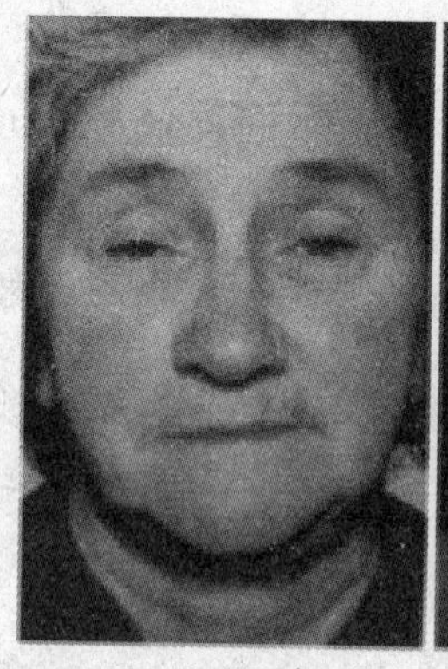

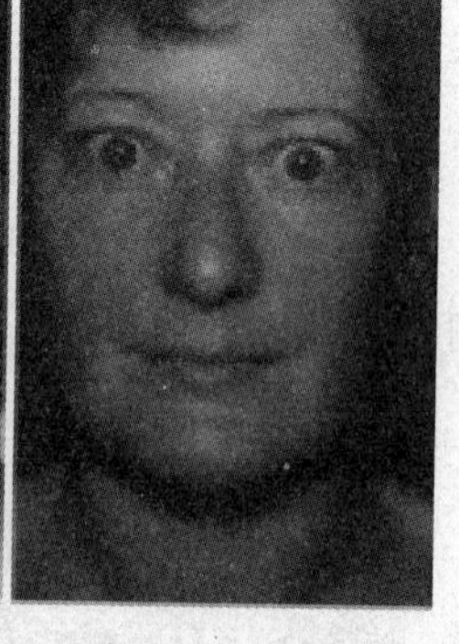

图 21　甲减（左）与甲亢（右）面容表情

患者可参照表中所列症状对照自己，符合的症状越多，患甲减的可能越大。例如很多患甲减者，因浮肿就医，普通检查不符合常见的肾性、肝性、心源性或营养不良浮肿，应作内分泌检查，如同时伴怕冷、记忆减退或便秘，则甲减可能更大。

有下列情况者易患甲减：母亲患自身免疫性甲状腺病，无论是甲亢还是桥本甲状腺炎；有甲状腺病家族史的人；在地甲肿流行区，要特别注意早期发现小孩甲减。新生儿出生后不哭闹，不主动吃奶，腹胀便秘，体温低，前额皱纹明显，要怀疑是否患甲减。儿童期表情呆板、眼距增宽、鼻梁低塌、唇厚舌大、身材不长、智力低下者，有甲减可能，应作甲状腺功能检查。

表 11　成人甲减各种症状出现率

症状	出现率 %	症状	出现率 %
软弱	99	记忆减退	66
皮肤干燥	97	便秘	61
皮肤粗糙	97	体重增加	59
嗜睡	91	头发减少	57
说话慢	91	唇苍白	57
眼睑水肿	90	吞咽困难	55
怕冷	89	周围水肿	55
出汗减少	89	声音嘶哑或失声	52
舌增厚	82	厌食	45
脸肿	79	神经质	35
头发枯干	76	月经过多	32
皮肤苍白	67	心悸	31
耳聋	30	心前区痛	25

114. 如何确诊甲减

第 1 步：有甲减吗？如有临床表现，测血中甲状腺激素水平，若 T3、T4、FT3、FT4 低于正常，可确诊有甲减。临床无症状，T3、T4、FT3、FT4 值在正常范围，仅有 TSH 升高，或 TRH 兴奋试验，TSH 分泌呈现高反应，可诊断为亚临床甲减。TSH 升高是诊断甲状腺性甲减最灵敏的指标。

第 2 步：病变部位在哪里？已确定有甲减，测定 TSH，如高于正常为原发性甲减（甲状腺本身病变）；低于正常为垂体或下丘脑性甲减，病变在下丘脑或脑垂体。

第 3 步：病因是什么？诊断甲状腺性甲减可做以下检查

（1）甲状腺球蛋白抗体（TGA）、甲状腺微粒体抗体（MCA）或过氧化酶抗体测定，有助于诊断桥本甲状腺炎。

（2）甲状腺肿大者可做甲状腺穿刺细胞学或病理检查，有助于确定病因。

（3）甲状腺同位素扫描有助于筛选甲状腺结节性质。

（4）甲状腺摄 ^{131}I 率加高氯酸排泌试验有助于确定是否有碘有机化障碍，即激素合成障碍。

中枢性甲减（下丘脑-垂体性甲减）的病因诊断　中枢性甲减极为少见，患病率为 0.005%。高发年龄为儿童和 30~60 岁的成人。先天性原因多为垂体、下丘脑发育不全等；儿童的病因多源于颅咽管瘤；成人的病因大多是垂体的大腺瘤、垂体接受手术和放射治疗、头部损伤、垂体缺血性坏死（希恩综合征）、淋巴细胞性垂体炎等。在接受多巴胺治疗时，由于多巴胺抑制垂体产生 TSH，TSH 和 T4 的产生量可以减少 60% 和 56%；长期 L-T4 治疗者，突然撤除 L-T4 后，垂体的 TSH 抑制的状态可以持续 6 周。本病经常同时伴有性腺、肾上腺受累，在检查甲状腺功能时应注意性腺和肾上腺皮质功能。

115. 如何治疗甲减

（1）病因治疗　有可去除病因者应进行病因治疗。①缺碘性甲减应给予补碘治疗，高碘化物引起的甲减应停碘化物；②药物甲减锂盐治疗精神病有 3%~4% 可发生甲减，停药可好转；③垂体瘤所致甲减，切除垂体瘤可好转；④亚甲炎、无痛性甲状腺炎一过性甲减，随原发病治愈也多好转。

（2）多数甲减仍需激素替代治疗

L–T3：半衰期短，一般不做长期替代用药，仅用于紧急情况下，如黏液水肿昏迷。国内尚无药。

左甲状腺素：L–T4，商品名为优甲乐，是人工合成四碘甲状腺原氨酸，成分、含量及生物活性稳定、可靠，是首选的替代用药。

干甲状腺片：动物甲状腺干制剂，不同厂家、批号略有差异，含 T3、T4 和杂蛋白，成分不稳定，将逐渐被淘汰。

L–T4 治疗甲减的目标、方法、用量因人而异、高度个体化。其个体化、规范化措施见下一个问题。

116. 为什么甲减治疗首选左甲状腺素（L–T4）

国内外甲减治疗指南均明确推荐：L–T4 单药（图 22）治疗仍为甲减的标准治疗。

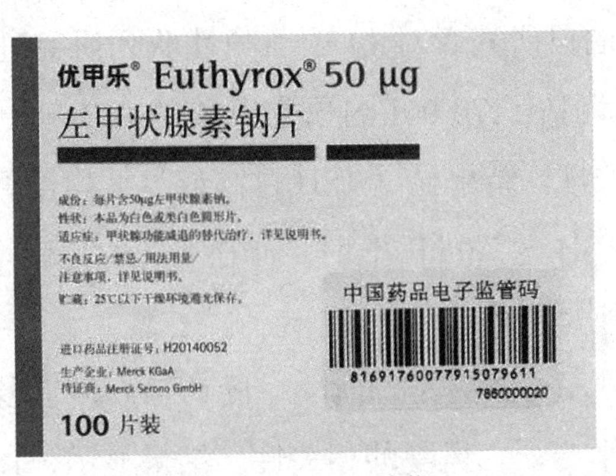

图 22 L–T4 单药

强烈推荐甲减治疗时选择 L-T4，主要基于长期应用经验证明 L-T4 具有：缓解甲减疗效可靠，长期治疗长期获益；不良反应小，安全度高；服用方便，依从性好；胃肠吸收良好，半衰期长，治疗成本低等优点。

甲减患者缺乏内源性甲状腺激素。正常人甲状腺每天分泌 T4 大约 85μg，分泌 T3 大约 6.5μg，循环中 T3 大约 80%（26μg）由外周的 T4 转换而来。目前认为 T3 是甲状腺激素的活性部分，T4 是 T3 的“前体物质”，T4 在外组织经脱碘代谢转变为 T3 后才起作用。

由于 L-T3 半衰期短，直接给药会加重心脏负担，而 T4 有在周围组织经脱碘代谢转变为 T3 这个缓冲，则 T4 安全性好，所以治疗甲减首选 L-T4。L-T4 片剂的胃肠道吸收率可达到 70%~80%。L-T4 片剂半衰期约 7d，每日 1 次给药，便可以获得稳定的血清 T4 和 T3 水平。L-T4 的治疗剂量取决于患者的病情、年龄、体重，所以要个体化。

117. 普通成人甲减治疗的目标是什么

2012 年，瑞典研究者对 14 项前瞻性队列研究进行了系统回顾及 Meta 分析，评估了 70 061 名研究对象的亚临床甲状腺疾病与心血管结局的相关性。结果显示 TSH 过高或过低均显著增加了心血管死亡风险。当 TSH ＞ 7.0mIU/L 时，心血管死亡风险增加 65%，TSH ＜ 0.1mIU/L 时则增加 84%。

2014 年，丹麦一项纳入 23 万人、随访 7.4 年的观察性队列研究，评估了 TSH 水平与死亡风险的相关性。结果显示，TSH ＜ 0.3mIU/L

或 TSH ＞ 4.0mIU/L 时，死亡风险均显著升高。

美国和我国指南均指出，TSH 是评价甲减替代治疗准确性的最可靠指标。一般成人可将 TSH 0.4~4.0mIU/L 作为 L–T4 替代治疗的目标。

118. 如何治疗普通成人甲减

普通成人甲减 L–T4 替代治疗的起始剂量可视具体情况而定。

（1）年龄较轻或未合并心脏病者可完全替代剂量，约 1.6~1.8 μg/（kg · d）开始；TSH ≤ 10mIU/L 者则以 25~50 μg/d 起始。

（2）年龄较大或合并心脏病者以低剂量起始，即 12.5~25 μg/d。

（3）开始治疗后 4~6 周检测 TSH，根据 TSH 水平调整 L–T4 剂量，剂量调整幅度为 12.5~25 μg/d。直至将 TSH 控制在正常参考范围内。

（4）L–T4 替代治疗期间需定期监测 TSH 水平，TSH 达标前，每 4~6 周检测 1 次，达标后则每 4~6 个月检测 1 次。

119. 老年人甲减治疗的目标是什么

2009 年美国进行了一项纳入 22116 例无甲状腺疾病人群的横断面研究，结果提示 TSH 水平随着年龄增长而升高。

2 次全美健康与营养调查结果均显示，美国人群中，70~89 岁健康老年人 TSH 水平上限高于 20~39 岁的健康年轻人，其中 70~79 岁健康老年人 TSH 水平为 97.5%，置信区间的上限值为 5.9mIU/L，80 岁以上者为 7.5mIU/L。

基于上述美国人群研究结果，ATA 指南强烈推荐≥ 70~80 岁老年甲减患者 L-T4 治疗 TSH 目标范围为 4~6mIU/L。且建议甲减替代治疗期间，老年人应避免 TSH 水平＜ 0.1mIU/L。

120. 如何治疗老年人甲减

由于 65 岁以上健康老年人血清 TSH 值较高，在这一年龄段甲减患者替代治疗时，TSH 目标值要较年轻人稍高。一般情况下，L-T4 治疗起始剂量较低，剂量大小要根据 TSH 水平而定。

老年甲减患者 L-T4 治疗剂量受多种因素影响：

（1）正常情况下，老年人由于肌肉组织减少，T4 转换减少，对 L-T4 的需求量低于年轻人。

（2）老年人同时服用碳酸钙、质子泵抑制剂、胆汁酸螯合剂、考来烯胺等会影响 L-T4 吸收，则 L-T4 的需求量会增加或等同普通成人。

（3）老年人甲减合并肾病综合征、萎缩性胃炎等会影响 L-T4 吸收，则 L-T4 需求量增加将接近于年轻人的量。

甲减治疗指南强烈建议：

（1）年龄≥ 70~80 岁老年甲减患者，L-T4 治疗目标值为 TSH 控制在 4~6mIU/L。

（2）如无心脏病及其危险因素，以老年人完全替代剂量起始。

（3）合并心脏病者则低剂量起始，一般为 12.5~25 μg/d。

（4）开始治疗后 4~6 周检测 TSH，根据 TSH 水平调整 L-T4 剂量，剂量调整幅度为 12.5~25 μg/d，直至将 TSH 控制到目标值。

（5）L–T4 替代治疗期间需定期监测 TSH 水平，TSH 达标前，每 4~6 周检测 1 次，达标后则每 4~6 个月检测 1 次。

（6）L–T4 可能会产生对健康不利的影响，如房颤和骨质疏松。建议甲减替代治疗期间，老年人和绝经后女性应避免 TSH＜0.1mIU/L。

121. 儿童甲减治疗的目标是什么

意大利一项观察性研究在 2007~2008 年间共纳入 88 例亚临床甲减儿童（TSH＞4.5 μIU/mL），平均年龄 8.2 岁（1~18 岁），观察其临床特征。结果显示，TSH＞4.5 μIU/mL 的儿童中，超重者占 11.4%，肥胖者占 17%，特发性矮小占 19.3%。

关于儿童甲减的治疗时机问题，权威指南均做出推荐。新生儿筛查阳性，以及所有诊断为临床甲减的患儿均应接受 L–T4 替代治疗；儿童亚临床甲减患者，TSH＞10mIU/L 且体征、症状与原发性甲状腺疾病一致，和 / 或存在进展为临床甲减风险因素者，应接受 L–T4 替代治疗。

儿童甲减的治疗目标：

（1）生化指标　血清甲状腺素水平维持在正常范围的中到上限，TSH 维持在正常范围的中到下限，最好为 0.5~2mIU/L。治疗开始后 2~4 周血清 T4 达标。

（2）临床指标　甲减症状和体征消失。

L–T4 治疗剂量根据年龄而异，一般而言，新生儿的替代剂量为 10~15 μg/(kg·d)，1~3 岁为 4~6 μg/(kg·d)，3~10 岁为 3~5 μg/(kg·d)，10~16 岁为 2~4 μg/（kg·d），内分泌系统成熟后相当于成人剂量，约为 1.6 μg/(kg·d)。

L–T4 治疗期间需定期监测血清 TSH 和 T4，1 岁以内每 1~2 个月检测 1 次，1 岁后降低频率。同时需密切关注儿童的线性生长发育，定期监测随访。

122. 为什么一般医院甲功化验单上的正常值不适合妊娠期妇女

为了适应妊娠，妊娠期人体的内分泌－免疫系统发生了很大的变化，表现为下丘脑－垂体－甲状腺功能和甲状腺自身抗体的相应变化，此时的甲状腺功能和免疫学正常值已和非妊娠时有很大的不同，并且使得妊娠期甲状腺疾病的发生、发展、治疗都有着自身的生理学特点。正常妊娠的内分泌－免疫系统的变化有：

（1）妊娠期母体血清甲状腺素结合球蛋白（TBG）增加，清除减少。TBG 的增加必然会带来 T4 浓度的增加，所以 T4 这一指标在妊娠期可以超过平常化验单上的正常值。

（2）妊娠初期胎盘分泌绒毛膜促性腺激素（hCG）增加，通常在 8~10 周达到高峰，由于 hCG 的亚单位与 TSH 分子结构相似，具有刺激甲状腺增加合成甲状腺激素的作用，增多的甲状腺激素增加了对垂体 TSH 分泌的抑制，使血清 TSH 水平下降。则妊娠早期 TSH 低于平常化验单上的正常值。

（3）由于 hCG 和 TSH 对甲状腺的双重刺激，妊娠早期血清 FT4 水平较非妊娠时升高 10%~15%。

（4）胎盘 II 型、III 型脱碘酶活性增加，T4 到 T3 或 rT3 的转变加快。当在甲减和碘缺乏的状态下，母体 T4 降低时，胎盘中Ⅱ型脱碘酶的活性增高，从而可保证 T3 的稳定，调节妊娠期甲状腺激素的需要。

（5）妊娠期由于肾小球滤过率增加，肾脏对碘的清除增加，碘的丢失增多。妊娠中期，母体无机碘向胎儿转移增加，母体血清无机碘水平降低。因此，WHO 推荐孕妇饮食中碘量要增加。

（6）因为母体对胎儿的免疫耐受作用，则甲状腺自身抗体在妊娠后滴度逐渐下降，妊娠 20~30 周下降至最低滴度，降低幅度为 50% 左右；分娩后，甲状腺抗体滴度回升，产后 6 个月恢复到妊娠前水平。

综上，正常人妊娠期的甲功和抗体指标不是普通化验单上的正常参考数值，妊娠期有自己的特有正常值。因此，妊娠女性拿到甲功报告单，看到异常结果不必紧张，要具体分析或咨询专科医生。

123. 可否总结比较一下不同人群甲减的治疗目标有何不同

专家们公认 TSH 是评价甲减替代治疗准确性的最可靠指标。2014 年，美国 ATA 指南推荐不同人群甲减治疗的目标值见表 12。

表 12　不同人群甲减 L–T4 治疗的目标值

不同人群	治疗目标 TSH/（mIU/L）
普通成人甲减	0.4~4.0
老年甲减	4.0~6.0
儿童（婴幼新生儿甲减）	0.5~2.0
妊娠期甲减	
孕早期（前 3 个月）	0.1~2.5
孕早期（前 3 个月）	0.2~3.0
孕早期（前 3 个月）	0.3~3.0

124. 可否总结比较一下 L–T4 用于不同人群甲减的治疗的起始剂量与不同

2014 年，美国 ATA 指南推荐不同人群甲减 L–T4 治疗的起始剂量见表 13。

表 13　不同人群甲减 L–T4 治疗的起始剂量

不同人群	L–T4 治疗的起始剂量
新生儿	10~15 μg/（kg·d）
1~3 岁	4~6 μg/（kg·d）
3~10 岁	3~5 μg/（kg·d）
10~16 岁	2~4 μg/（kg·d）
成人甲减	1.6~1.8 μg/（kg·d）
老年甲减	
无心脏病及其危险因素	1.0 μg/（kg·d）
合并心脏病者起始	12.5~25 μg/d
妊娠期甲减 ★	
临床甲减	50~100 μg/d
TSH>10mIU/L	100 μg/d
亚甲减（TSH> 参考值上限）	50 μg/d
TSH>8.0mIU/L	75 μg/d

★ 妊娠期甲减，已经服用 L–T4 的妇女在妊娠期每周正常剂量中附加 2 次额外剂量的 L–T4 片（7 天服原 9 天的量）。一周 2 次的额外剂量要分开服用，中间间隔几天，一旦确认妊娠要立即实施

125. 服用 L–T4 有哪些方法和注意事项

推荐 L–T4 的服药方法首选早饭前 1 小时，与其他药物和某些

食物的服用间隔应当在 4 小时以上。研究发现早饭前 1 小时服药，肠道吸收最好，其他时间依次为睡前、早餐前 30 分钟、餐时。注意事项：

（1）L–T4 服药方法是每日晨起空腹（早饭前 1 小时）服药 1 次，如果剂量大，有不良反应，可以分多次服用。

（2）如果不能早餐前 1 小时服用或忘记服药，睡前服药也可选择。

（3）氢氧化铝、碳酸钙、考来烯胺、硫糖铝、硫酸亚铁、食物纤维添加剂等均可影响小肠对 L–T4 的吸收，因此，L–T4 与其他药物的服用间隔应当在 4 小时以上为好。

（4）苯巴比妥、苯妥英钠、卡马西平、利福平、异烟肼、洛伐他汀、胺碘酮、舍曲林、氯喹等药物可以加速 L–T4 的清除。甲减患者同时服用这些药物时，需要增加 L–T4 用量。

126. 为什么 2017 年中国甲减治疗指南不推荐干甲状腺片作为甲减治疗的首选药物

干甲状腺片是猪的甲状腺干制剂，是去除了结缔组织及脂肪组织后纯化、干燥的产品。其中 T4 与 T3 比例显著低于人体甲状腺分泌的比例，T3 相对过剩将导致提供超生理剂量的 T3，对有心血管疾病的人不利。此外干甲状腺片中的 T3 含量不稳定、半衰期较短，给药后血药浓度易波动。还可能混有杂蛋白而引起过敏。目前缺乏关于干甲状腺片应用的长期对照研究结果。因此，不推荐干甲状腺片作为甲减治疗的首选替代药物。

 127. 甲减患者如何自我调节甲状腺激素的替代剂量

甲减患者的替代治疗剂量的调节最好在医生的指导下进行。边远地区的患者由于交通不便或其他多种原因，常常不能及时就医。因此，甲减患者知道一些自我调节的知识是有益的。

（1）以前国内广泛使用干甲状腺片，这是由动物甲状腺组织制成的生物制剂，含有的 T3 和 T4 因不同厂家、不同批号，甚至不同来源动物而有所差异，因此，更换不同厂家或不同批号药品时，可能需要增减剂量。另外注意药品出厂日期，不要使用过期、霉变失效的药品。

目前，国内外指南均明确推荐：甲减治疗的首选药物是 L-T4。长期应用经验证明 L-T4 成分稳定，不良反应小，安全度高；缓解甲减疗效可靠，长期治疗长期获益；服用方便，依从性好；胃肠吸收良好，半衰期长，治疗成本低。完全可取代干甲状腺片。

（2）一般在长期替代过程中，冬天可适当增加剂量，如 L-T4 可增加 12.5 μg 或干甲状腺片 20mg；夏天 L-T4 可减 12.5 μg，或干甲状腺片可减 20mg。

（3）患者可参照表 11 所列的症状对照自己，如出现表中所列症状，可能替代不足，可试着增加 L-T4 为 12.5~25 μg 或干甲状腺片 20~40mg。一般可从心率、大便次数、出汗情况、有否脸睑浮肿、是否怕冷或怕热等几项来综合判定是否需要增减替代剂量。如果心率每分钟超过 90 次（无心房纤颤可摸脉搏确定），大便次数每天 2~3 次，多汗，有时感到燥热，则需要减药 L-T4 为 12.5~25 μg 或干甲状腺片 20~40mg。如果心率慢，每分钟低于 60 次，便秘，2~3 天

大便一次，少汗畏寒，眼睑浮肿，体重增加，食欲不振，则替代剂量不足，可增加L–T4为12.5~25μg或干甲状腺片20~40mg。每次增、减剂量后，观察1~2周，再决定是否继续增、减。除冠心病或并存其他器质心脏病者，替代量需从最小量开始用起外，一般患者在L–T4为100~200μg或甲状腺片40~240mg内进行调节剂量，每次增、减量为L–T4为12.5~25μg或干甲状腺片20~40mg是安全的。如自我调节，当病情得不到好转时，应及时就医。

128. 如何监测甲减的治疗效果

L–T4治疗甲减是一种激素补充/替代治疗，总的原则是体内缺多少补多少，缺多长时间补多长时间，目标是把患者血中的这种激素缺乏的部分补上，补到与正常人体内一样的水平，恢复下丘脑–垂体–甲状腺轴的平衡状态。由于补充L–T4，重新建立下丘脑–垂体–甲状腺轴的平衡一般需要4~6周的时间，所以治疗初期，每间隔4~6周测定血清甲功1次，特别是TSH及FT4。根据TSH水平调整L–T4剂量，直至达到治疗目标（不同人群TSH目标值不同，见前）。治疗达标后，至少需要每6~12个月复查1次上述指标，根据TSH水平，调节维持期的药物剂量。

2017年中国指南建议：补充L–T4治疗初期，每间隔4~6周测定血清TSH及FT4。根据TSH水平调整L–T4剂量，直至达到治疗目标。治疗达标后，至少需要每6~12个月复查1次上述指标。

129. 什么是亚临床甲减，如何诊断

亚临床甲减是指无明显的临床症状和体征，血清 FT3、FT4、T3 和 T4 水平正常，仅有血清 TSH 水平升高的甲状腺功能状态。亚临床甲减的诊断必须依靠实验室检查，需 2~3 个月重复测定血清 TSH 及 FT4 或 T4 水平，TSH 升高且 FT4、T4 正常，方可诊断亚临床甲减。

2010 年，中国 10 座城市流行病学调查显示，我国成人亚临床甲减患病率为 16.7%。国际报道亚临床甲减患病率为 5%~10%，患病率随年龄增长而增高，女性多见。

根据 TSH 水平，亚临床甲减可分为 2 类：轻度亚临床甲减，TSH 高于正常值的上限，而 $<$ 10mIU/L；重度亚临床甲减，TSH $\geqslant$ 10mIU/L。其中，轻度亚临床甲减占 90%。

诊断亚临床甲减时要排除其他原因引起的假性或一过性 TSH 增高：

（1）被检者存在抗 TSH 自身抗体，可以干扰 TSH 测定，引起血清 TSH 测定值假性增高。

（2）在甲状腺功能正常病态综合征的恢复期，血清 TSH 可以增高至 5~20mIU/L，机制可能是机体对应激的一种调整。

（3）20% 的中枢性甲减患者表现为轻度 TSH 增高（5~10mIU/L）。

（4）10.5% 的肾功能不全终末期肾病患者有 TSH 增高，可能与 TSH 清除减慢、过量碘摄入、结合于蛋白的甲状腺激素丢失有关。

（5）糖皮质激素缺乏可以导致轻度 TSH 增高。

（6）生理适应　暴露于寒冷 9 个月，血清 TSH 升高 30%~50%。

需 2~3 个月重复测定 TSH 及 FT4、TT4 水平，TSH 升高且 FT4、TT4 正常，方可诊断亚临床甲减。

130. 亚临床甲减有何危害

（1）可发展为临床甲减　英国前瞻性研究证实，单纯甲状腺自身抗体阳性、单纯的亚临床甲减、甲状腺自身抗体阳性合并亚临床甲减每年发展为临床甲减的发生率分别为2%、3%和5%；我国学者观察了100例未治疗的亚临床甲减5年，其中66%恢复正常，29%不变，5%发展为临床甲减。回归分析显示，初诊时TSH > 6mIU/L，甲状腺自身抗体阳性，原碘缺乏、补碘至碘超量是亚临床甲减患者发展的影响因素。

（2）血脂代谢异常及动脉粥样硬化发病增加　有专家认为亚临床甲减是动脉粥样硬化性心血管病发病的危险因素，可以引起脂类代谢紊乱和心功能异常。“鹿特丹研究”发现，亚临床甲减与高血压、血脂异常、高血糖等因素一样是缺血性心脏病的独立危险因素，其与主动脉粥样硬化和心肌梗死的相对危险度分别为1.9和3.1；亚临床甲减总胆固醇水平和发生率均高于正常人，且与TSH水平有正相关关系。多项随机对照临床试验发现，L-T4替代治疗可以降低亚临床甲减患者血清总胆固醇及低密度胆固醇的水平。所以亚临床甲减的防治对于防治动脉粥样硬化性心血管病有重要意义。

（3）妊娠期亚临床甲减可能影响胎儿的神经系统和智力发育。

131. 如何治疗亚临床甲减

（1）普通人群重度亚临床甲减（TSH ≥ 10mIU/L）患者，指南建议给予L-T4替代治疗；治疗的目标和方法与临床甲减一致。为避免L-T4过量导致心律失常和骨质疏松，替代治疗初期要每间隔4~6周测定1次血清TSH及FT4，根据TSH水平调整L-T4剂量，直至治疗达标。TSH 达标后至少每 6 个月监测 1 次血清 TSH 及 FT4。

（2）普通人群轻度亚临床甲减（TSH ＜ 10mIU/L）患者，如果伴有甲减症状、TPOAb 阳性、血脂异常，或伴有动脉粥样硬化性心血管病者，应予 L–T4 治疗；不伴有上述情况的患者，定期监测 TSH 的变化。

（3）70 岁以上老年重度亚临床甲减（TSH ≥ 10mIU/L）患者推荐给予治疗；对老年轻度亚临床甲减（TSH ＜ 10mIU/L）患者是否治疗的问题缺乏大规模的多中心前瞻性研究，治疗的获益存在不确定性，中国指南建议密切随访观察，治疗应谨慎选择。L–T4 治疗目标是 TSH 控制在 4~6mIU/L，避免 TSH 水平＜ 0.1mIU/L。

（4）与老年人相反，孕妇、新生儿、儿童亚临床甲减，不论重度、轻度，都要给予积极治疗。

132. 什么是新生儿甲减，如何诊断

新生儿甲减的发生率约为 1/4000，主要原因有甲状腺发育不良、甲状腺激素合成异常、下丘脑 – 垂体性 TSH 缺乏、一过性甲减等。一过性甲减的原因主要是药物性，母体甲状腺阻断性抗体（TSBAb）通过胎盘，抑制胎儿的甲状腺激素的合成。

新生儿娩出断脐后 2 天内由于“断脐效应”，TSH 可能高分泌，此时检查可能出现假阳性。2017 年美国 ATA 强烈推荐所有的新生儿在出生后 2~4 天通过测定足跟血干血斑（DBS）标本的 TSH 来筛查新生儿甲减（图 23）。

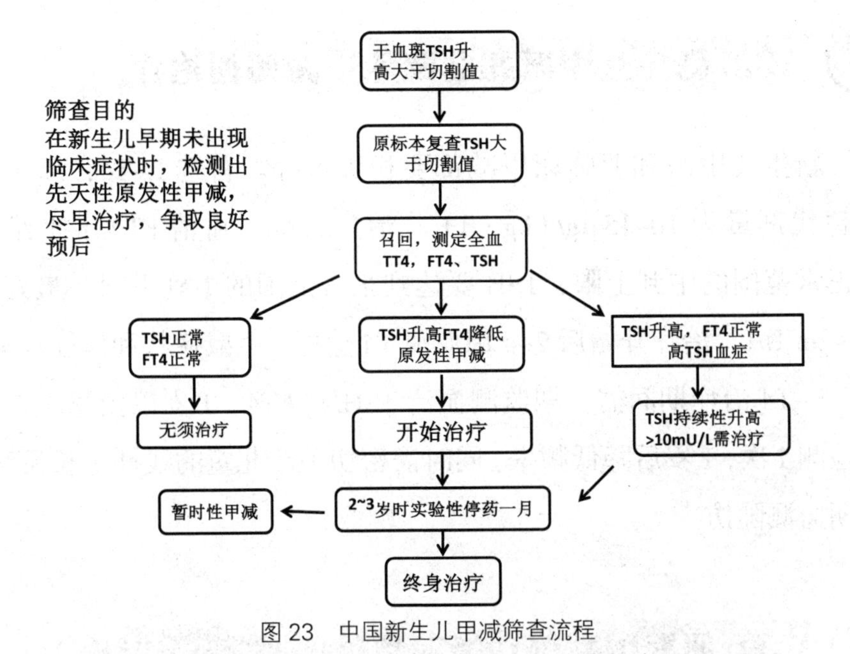

图 23　中国新生儿甲减筛查流程

2012 年中华医学会内分泌分会推荐：足月新生儿出生 2~7 天内进行标本的采取，早产儿可以延缓至出生后 7 天进行标本的采取。筛查的阳性指标为足跟血 TSH（DBS 标本）切点值，根据实验室和试剂盒的不同，一般> 10mIU/L 为筛查阳性。筛查阳性者应立即复查血清 TSH、FT4 等。

2012 年中国指南推荐新生儿甲减的诊断标准由各地实验室根据本实验室的参考值确定。如果没有本地区本实验室新生儿甲功正常值，建议：

TSH > 9mIU/L；FT4 < 0.6ng/dL，诊断为甲减。

TSH > 9mIU/L；FT4 正常（0.9~2.3ng/dL），诊断为亚临床甲减。

133. 新生儿甲减和亚临床甲减如何治疗

新生儿甲减和亚临床甲减都要积极治疗。首选 L-T4，新生儿的替代剂量为 10~15 μg/（kg · d）。治疗目标：血清 FT4 水平维持在正常范围的中到上限，TSH 要达到正常范围的中到下限，最好为 0.5~2mIU/L。治疗开始后 2~4 周血清 T4 达标，甲减症状和体征消失。

L-T4 治疗期间需定期监测血清 TSH 和 FT4，1 岁以内每 1~2 个月检测 1 次，1 岁后降低频率。同时需密切关注儿童的线性生长发育，定期监测随访。

134. 何为甲状腺功能减退性心脏病（甲减心）

甲减时，心肌代谢障碍，黏多糖、黏蛋白沉积增多，心肌肿胀，心肌纤维间质纤维化，收缩力减弱，张力下降，心音低，血压低，可发生心力衰竭。甲减时，长期缺乏甲状腺激素，心脏等清除黏多糖活性减低，细胞内水钠潴留，毛细血管通透性增加，淋巴回流减慢，易形成多浆膜腔积液，包括心包积液。甲减时出现心肌病变和心包积液，称甲减心。此外，甲减时脂代谢障碍易出现高脂血症，极易引起冠状动脉硬化性心脏病（冠心病），据估计，甲减患者发生冠心病较普通人群高 2 倍。

135. 甲减患者为什么会泌乳，黏液水肿有何特点

原发性甲减患者常常存在高泌乳素血症，这是由于甲状腺激素

水平降低后，对下丘脑促甲状腺激素释放激素（TRH）反馈抑制作用减弱，TRH 分泌增多，而 TRH 不仅可刺激垂体分泌 TSH 增多，也刺激 PRL 分泌增多。我们发现甲减患者中有 1/3 存在高泌乳素血症，女性甲减当 TSH 超过 50 μU/L 时，约半数有泌乳，其中多数痕迹泌乳，即可挤出乳汁。

黏液水肿是甲减长期未控制的结果，是重型甲减的表现。组织学改变是黏多糖、黏蛋白浸润真皮而产生，严重者累及全身皮下，最常见部位：眼睑 90%，颜面 80%，四肢 55%。

特点如下：

（1）非凹陷性浮肿由于水肿含有较多的黏多糖、黏蛋白，则指压不呈明显凹陷。

（2）非移动性水肿不随体位变动而坠积到低垂部位，例如颜面浮肿并不因日间取坐位或立位而到晚间减轻。

（3）黏液水肿不仅发生在皮下，也可发生在其他组织间隙，如发生在声带、喉、舌等，患者语言慢、声音嘶哑；严重者可出现心肌黏液水肿，出现心包、胸腔、腹腔积液。

136. 何为黏液性水肿昏迷，如何救治

黏液性水肿性昏迷是甲减患者的一种罕见的危及生命的临床过程。多见于老年患者，通常由并发疾病加重所诱发。临床表现为嗜睡、精神异常、木僵甚至昏迷、皮肤苍白、低体温、心动过缓、呼吸衰竭和心力衰竭等。本病预后差，病死率达到 20%。

治疗措施：

（1）去除或治疗诱因　特别是感染占诱因的35%，因此针对不同的感染，合理、有效地选择抗菌药物治疗十分重要。

（2）补充甲状腺激素　立即静脉注射L–T4 200~400μg作为负荷剂量，继之每天静脉注射L–T4 1.6μg/kg，患者的临床表现改善后改为口服或胃管鼻饲给药。如果没有L–T4注射剂，可将L–T4片剂磨碎后胃管鼻饲。

黏液性水肿昏迷患者T4转换为T3可能会减少，有条件时可静脉注射L–T3，以5~20μg负荷剂量静脉注射，随后每8小时静脉注射2.5~10μg。注意避免L–T3剂量过高，高T3血症与致死性相关，年幼或老年患者以及有冠脉疾病或心律失常病史的患者则采用较低的剂量。治疗可以持续到患者明显恢复（如患者恢复意识和临床指标改善）。

（3）保温　避免使用电热毯，因其散热不均匀可以导致血管扩张，血容量不足。

（4）改善应激状态　可补充糖皮质激素静脉滴注氢化可的松200~400mg/d。

（5）对症治疗　伴发呼吸衰竭、低血压和贫血采取相应的抢救治疗措施。

（6）其他支持疗法　包括水、电解质平衡，静脉或胃管鼻饲高能量地提供。

137. 什么是中枢性甲减，如何治疗中枢性甲减

中枢性甲减（central hypothyroidism）是由于下丘脑和垂体病变

引起的促甲状腺激素释放激素（TRH）或者促甲状腺激素（TSH）产生和分泌减少所致的甲减。典型病例的血清TSH水平减低、T4水平减低；但约20%的患者基础血清TSH浓度也可以正常或者轻度升高。

本病的患病率为0.005%，儿童和30~60岁成人高发。

先天性原因多由于垂体、下丘脑发育不全等；儿童的病因多源于颅咽管瘤；成人的病因大多是垂体的大腺瘤、垂体接受手术和放射治疗、头部损伤、垂体缺血性坏死（Sheehansyndrome）、淋巴细胞性垂体炎等。

医源性原因见于接受多巴胺治疗时，由于多巴胺抑制垂体产生TSH，TSH和T4的产生量可以减少60%和56%；在长期L-T4替代治疗的患者，撤除L-T4后，垂体TSH抑制的状态可以持续6周。

本病常有性腺、肾上腺受累，应该注意询问相关症状，如女性产后无乳及闭经，男性性功能减退，皮肤色素变浅，腋毛和阴毛脱落等。应当同时检查性腺和肾上腺皮质功能。

中枢性甲减与原发性甲减鉴别：依靠基础TSH即可鉴别，前者减低，后者升高。

中枢性甲减又可分为“下丘脑甲减”和“垂体性甲减”。病因在下丘脑时，称为“下丘脑甲减”，表现为TSH正常或者轻度升高时，需要做TRH刺激试验鉴别。典型的下丘脑性甲减，TRH刺激后的TSH分泌有反应。分泌曲线呈现高峰延缓出现（注射后的60~90分钟），并持续高分泌状态至120分钟；而病变在垂体的“垂体性甲减”TRH刺激后的TSH表现为无反应或低反应，TSH分泌呈现低平曲线（增高小于2倍或者增加≤4.0mIU/L）。

中枢性甲减的治疗，仍然首选 L–T4，但不能把血清 TSH 水平作为疗效监测指标，而是把血清 T4、FT4 达到正常范围作为治疗的目标。中枢性甲减的病因明确且可治者，应同时进行病因治疗，例如，垂体瘤的切除、自身免疫垂体炎的免疫抑制治疗等。

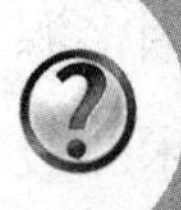

138. 周围性甲减（甲状腺激素抵抗综合征）是如何引起的

本病少见，是甲状腺激素的生物学作用障碍导致的甲减。

病因主要是位于 3 号染色体的甲状腺受体 β 基因发生突变，突变受体与 T3 结合障碍，并抑制正常 T3 核受体的功能，从而导致甲状腺激素的生物活性减低。这种突变的发生率是 1/5 万。甲状腺激素抵抗综合征（RTH）有 3 个亚型：①全身型；②垂体型；③周围型。本病 1967 年由 Refetoff 等首先报道。大部分患者具有家族史，遗传方式为常染色体显性遗传，也有个别隐性遗传的报告。

139. 周围性甲减（甲状腺激素抵抗综合征）临床表现有哪些，如何诊断

本病分 3 型，其共同表现有：①甲状腺肿大；②血清 T3、T4 升高；③ TSH 升高或者正常；④临床表现与实验室检查结果不对称，临床有甲减表现，如怕冷少汗、贫血浮肿、皮肤干粗、反应迟钝、行动迟缓、记忆减退、心动过缓和腹胀便秘等，但甲功的化验结果显示像垂体甲亢那样血清 T3、T4 升高，TSH 也升高或者正常。T3 核受

体数目和（或）与 T3 亲和力异常。本病少见，但常常被误诊误治。各型表现为：

（1）全身型 RTH　可表现为甲状腺功能正常（代偿型）和甲状腺功能减退（甲减型）2 种情况。前者因垂体和周围组织对甲状腺激素抵抗程度较轻，甲状腺功能被增高的甲状腺激素代偿所致；后者表现为甲状腺激素显著升高伴甲减症状。

全身型 RTH 的临床表现有甲状腺肿、儿童生长缓慢、发育延迟、注意力不集中、好动以及静息时心动过速。代偿型缺乏甲减的临床表现，甲减型表现为高甲状腺激素血症伴甲减症状。

实验室检查血清 T4、T3、FT4 增高，从轻度到可达 2~3 倍的增高；TSH 增高或者正常。本病需与垂体 TSH 细胞瘤引起的垂体性甲亢相鉴别：

1）TRH 刺激试验：本病 TSH 增高，TSH 细胞瘤无反应。

2）T3 抑制试验：本病 TSH 浓度下降，TSH 细胞瘤不被抑制。

3）本病血清 TSH α 亚单位与 TSH 的比值不升高，摩尔浓度比例＜ 1；TSH 细胞瘤的比值升高。

4）垂体 MRI 或 CT 检查：TSH 细胞瘤有占位病变。

（2）垂体型 RTH　临床表现有轻度甲亢症状。本型外周 T3 受体正常，对 T3 没有抵抗；仅垂体的 T3 受体选择性缺陷对 T3 有抵抗。本型 RTH 导致 T3 浓度升高不能抑制垂体的 TSH 分泌，垂体不适当地分泌 TSH，引起甲亢和甲状腺肿。实验室检查血清 T3、T4 增高，TSH 增高或者正常。本病主要与垂体 TSH 细胞瘤相鉴别，鉴别依靠 TRH 刺激试验和垂体 MRI 检查。

（3）周围型 RTH　实验室检查结果取决于垂体和外周组织对

甲状腺激素不敏感的程度和代偿程度，检查结果与全身型和垂体型的实验室结果相类似。有的患者基础 TSH 水平正常，但是相对于升高的循环 T3、T4 水平而言，这个 TSH 水平是不适当的。TRH 刺激试验反应正常，T3 抑制试验可以抑制，但临床有甲减的表现。

140. 如何治疗周围性甲减（甲状腺激素抵抗综合征）

（1）本病为遗传性疾病，目前尚无根治方法，期待研究和发展基因治疗。

（2）应早期诊断，并根据病情的严重程度和 RTH 不同类型及时地做出治疗决策，并维持终身。

（3）禁用或慎用抗甲状腺药物、同位素碘和甲状腺切除术等抗甲状腺治疗。

本病不是由于血液中甲状腺激素水平升高引起，而是 T3 核受体对甲状腺激素不敏感所致。血中甲状腺激素水平升高可部分代偿 T3 核受体的缺陷。使用药物、同位素碘和甲状腺切除术治疗，取消这种代偿，人为地降低血液中 T3、T4 水平可能加重甲减表现，促进甲状腺肿加重，对婴幼儿、儿童可能造成不可逆的脑和骨损害；同时 T3、T4 水平减低对垂体 TSH 分泌的负反馈被进一步降低，促使垂体分泌 TSH 增多，TSH 细胞增生与肥大，甚至导致 TSH 瘤的产生。因此本病一般不用抗甲亢药物、同位素碘和甲状腺切除术等抗甲状腺治疗。只有垂体型 RTH 伴有明显甲亢表现的患者，才在密切观察下试用 ATD，如果疗效不佳，应及时停药。

从机制上看，三碘甲腺乙酸结构与T3相似，对垂体有负反馈作用，但无升高代谢的副作用，可有效地抑制TSH水平，减轻甲状腺肿大，进而减少T3、T4的分泌，缓解甲亢的症状。但关于三碘甲腺乙酸的实际疗效与文献的报道有较大差异。

（4）甲状腺激素治疗可根据病情与类型应用及调整。全身性RTH患者大部分不需甲状腺素治疗，因血液中升高的甲状腺激素可部分代偿T3核受体的缺陷；甲减型，特别是对婴幼儿及青少年应给予足量的L–T4以纠正脑和骨的发育障碍。一般采用左甲状腺素钠（L–T4）口服，2次/天，每次100~200μg。对于周围型RTH应给予较大剂量的甲状腺制剂可使病情好转。

（5）垂体型RTH控制甲亢症状可给予普萘洛尔30~60mg/d；抑制TSH分泌可用三碘甲腺乙酸和多巴胺等。地塞米松、溴隐亭、生长抑素等可选用抑制TSH分泌，短期有效。

（6）本病属常染色体显性遗传或隐性遗传。对于有本病家族史的育龄妇女应进行教育，最好是计划生育或节育。

141. 什么是低T3综合征

低T3综合征也称为甲状腺功能正常病态综合征、非甲状腺疾病综合征。低T3综合征并非是甲状腺本身有病，而是机体在有甲状腺以外的其他严重疾病时，如急性白血病、急性心肌梗死、脑卒中、严重心衰、败血症、糖尿病酮症酸中毒、肝硬化、饥饿状态等，保护性地降低循环甲状腺激素水平，降低代谢，以减轻受损器官组织负担的一种保护性反应。

本病的发生机制是Ⅰ型脱碘酶活性减低，Ⅲ型脱碘酶活性增强。因为Ⅰ型脱碘酶将T4外环脱碘转换为T3，所以T3产生减少，出现低T3血症；Ⅲ型脱碘酶有2个功能，一个是将T4转换为反T3（rT3），另一个是T3脱碘形成T2。本病T4向rT3转换增加，所以血清rT3增加。

本病实验室检查的特征是：血清FT3、T3减低，rT3增高；T4正常或者轻度增高，TSH正常。严重病例可以出现T4和FT4减低，TSH仍然正常，称为低T3–T4综合征。患者的原发疾病经治疗恢复以后，T3状态可以逐渐恢复正常；在恢复期有可能出现一过性TSH增高，需要与原发性甲减相鉴别。

本病不需要给予L–T4替代治疗，因L–T4治疗不适当地提高了机体代谢率，可能带来不良反应。

142. 为什么妊娠妇女甲状腺功能的正常值与普通人不一样

正常人妊娠时下丘脑－垂体－甲状腺功能和相关的免疫系统发生了很多的变化：

（1）胎盘分泌绒毛膜促性腺激素（hCG）增加，通常在妊娠8~10周达到高峰。

由于hCG的亚单位与TSH分子结构相似，具有刺激甲状腺增加合成甲状腺激素的作用，增多的甲状腺激素加强了对垂体TSH分泌的抑制，使血清TSH水平较妊娠前下降。

通常妊娠早期随血清hCG水平升高，则TSH水平降低。一般

hCG 每增高 10000IU/L，TSH 降低 0.1mIU/L。TSH 水平降低多发生在妊娠 8~14 周，妊娠 10~12 周是下降的最低点。此时测定 TSH 约比平常低 20%~30%，绝对值平均降低 0.4mIU/L，约有 20% 孕妇 TSH 测定可在 0.1mIU/L 以下。因此，一般临床 TSH 正常值不适合妊娠期。

（2）由于 hCG 和 TSH 对甲状腺的双重刺激，妊娠早期血清 FT4 水平较非妊娠时升高 10%~15%。

（3）妊娠期在雌激素的刺激下，肝脏合成甲状腺素结合球蛋白（TBG）增加，清除减少。TBG 从妊娠 6~8 周开始增加，妊娠第 20 周达到顶峰，一直持续到分娩。一般较基础值增加 2~3 倍。TBG 增加必然带来 T3、T4 浓度增加，所以 T3、T4 指标在妊娠期不能反映出循环甲状腺激素的确切水平。

（4）胎盘 II 型、III 型脱碘酶活性增加，T4 到 T3 或 rT3 的转变加快。当在甲减和碘缺乏的状态下，母体 T4 降低时，胎盘中 Ⅱ 型脱碘酶的活性增高，从而可保证 T3 的稳定，调节妊娠期甲状腺激素的需要。

（5）妊娠期由于肾小球滤过率增加，肾脏对碘的清除增加，碘的丢失增多。妊娠中期，母体无机碘池向胎儿转移增加，母体血清无机碘水平降低。因此，WHO 推荐孕妇饮食中碘量要增加。

（6）因为母体对胎儿的免疫耐受作用，则甲状腺自身抗体在妊娠后滴度逐渐下降，妊娠 20~30 周下降至最低滴度，降低幅度为 50% 左右；分娩后，甲状腺抗体滴度回升，产后 6 个月恢复到妊娠前水平。

综上，为了适应妊娠，妊娠期人体内分泌 – 免疫系统发生了很大变化。此时的甲状腺功能和免疫学正常值已和非妊娠时有很大的不同；普通化验单上的正常参考值不适合妊娠期，也就是说妊娠期有自己特有的正常值。

遗憾的是，目前除美国外，世界各国都没有各自的正常值。美国ATA建议：①建立本医院本实验室的妊娠三期特有的甲功正常值；②如果没有本医院本实验室的妊娠三期特有的甲功正常值，可利用本地区正常值，但测定方法必须相同；③如果本地区也没有正常值，只能参考非妊娠期正常值，具体分析。

我们在这里温馨地提示：妊娠女性拿到甲功报告单，看到异常结果不必紧张，要咨询专科医生做具体分析。

143. 妊娠期甲状腺功能测定的正常参考值如何确定

妊娠期人体下丘脑－垂体－甲状腺功能和免疫系统发生了很大的变化。此时的甲状腺功能和免疫学正常值已和非妊娠时有很大的不同；普通化验单上的正常参考值不适合妊娠期，也就是说妊娠期有自己特有的正常参考值。

2017年，美国甲状腺病学会强烈建议：若有可能，各医院各实验室要建立各自的、能代表当地特定人群的妊娠3期的甲功正常值。建立正常值的研究对象，应为健康、无甲状腺疾病、TPOAb（－）碘摄入理想的孕妇。

我国内分泌学会也建议：诊断妊娠期甲状腺功能异常，需要先建立本单位或者本地区妊娠三期（孕早期、孕中期、孕晚期）特异的血清甲状腺功能指标正常参考值；参考值制定方法采取美国国家生化研究院（NACB）推荐的方法。

具体做法：依据美国临床生化研究院（NACB）的标准，选择至少120例正常妊娠妇女作为研究对象，排除TPOAb、TgAb阳性者（免疫化学发光等敏感测定方法），排除有甲状腺疾病个人史和家族史者，排除可见或者可以触及的甲状腺肿，排除服用药物者（雌激素类除外）。按NACB方法确定正常参考值，参考值范围是2.5~97.5mU/L。

144. 没有本单位或本实验室妊娠期甲功能测定的正常值，怎么办

目前除美国外，世界上其他国家多数医院没有自己的正常值，怎么办？2017年美国甲状腺病学会建议，可以参考本地区的妊娠期甲功测定的正常值，但甲功测定方法必须和得出正常值的方法一致。

如果本地区也没有妊娠期甲功测定的正常值，2017年美国甲状腺病学会给出了第3个建议：如果没有自己也没有本地区的妊娠期TSH正常值，可以使用4.0mU/L作为TSH上限值，该值在大多数地区比非孕期低0.5mU/L。

145. 什么是妊娠期临床甲减，什么是妊娠期亚临床甲减

妊娠期甲减是指妊娠后才发现的甲减，包括临床甲减和亚临床甲减；原来有甲减现在怀孕了，称为甲减合并妊娠。

妊娠期临床甲减的诊断标准是：血清TSH >妊娠期正常参考值

的上限（97.5mU/L），血清 FT4 <妊娠期参考值下限（2.5mU/L）。

如果血清 TSH > 10mIU/L，无论 FT4 是否降低，也诊断为临床甲减。

亚临床甲减：血清 TSH >妊娠期正常参考值的上限（97.5mU/L），而 FT4 ≤ 10mIU/L。

在没有妊娠期正常参考值的地区或医院，妊娠期 TSH 正常参考值的上限可定为 4.0mU/L。即亚临床甲减为 TSH > 4.0mU/L，而 TSH ≤ 10mIU/L。

146. 妊娠期临床甲减有什么危害

国内外多数研究表明，妊娠期临床甲减会增加妊娠不良结局的风险，包括早产、低体重儿和流产等。

国外研究表明，妊娠期临床甲减发生流产的风险增加 60%；妊娠期高血压增加 22%；先兆子痫风险增加 44%；孕妇发生死胎的风险升高，造成低体重儿（31%）、胎婴儿先天畸形（10%~20%）、死胎及围生期婴儿死亡（> 20%）。

妊娠期临床甲减对胎儿神经智力发育也有不良影响。Haddow 等的研究证实妊娠期临床甲减孕妇的后代智力发育显著降低。62 例甲减妊娠期妇女（其中 48 例未经治疗）与相匹配的 124 例对照。对其后代儿童智力采用魏氏儿童智力量表 –III 评估。结果显示，全量表 IQ 评分、注意力集中评分、言语性 IQ 评分以及动作性 IQ 评分，甲减未治疗组均显著低于对照组。研究结果提示：妊娠期临床甲减者其后代儿童智力发育显著降低。

不治疗的妊娠甲减，将有 50%~60% 胎 – 婴儿身体及智力发育受损。

147. 妊娠期亚甲减有什么危害

妊娠期亚临床甲减也会增加妊娠不良结局的风险和对胎儿神经智力发育有不良影响。

一项大样本回顾性研究，共纳入 25756 例妊娠妇女，其中 404 例（2.3%）为亚临床甲减。结果显示，妊娠期亚临床甲减孕妇胎盘早剥风险增加了 200%（RR 3.0），而早产风险增加 80%（RR 1.80）。

国内一项 756 例孕早期妇女进行的研究结果显示，亚临床甲减孕妇流产发生率为 15.48%，TSH 正常组流产发生率为 8.86%，2 组间差异具有显著性，结果同样证实，妊娠期亚临床甲减显著增加流产发生率。

纳入 2497 例妇女进行的 Cohort 研究结果显示，妊娠期 TSH 水平加倍，流产风险增加 60%（OR 1.60），TSH 水平升高同流产风险增加呈现正相关。

我国学者对 1268 例妊娠期妇女进行筛查，发现亚临床甲减孕妇 18 例，对其后代的智力和运动发育采用贝利量表（BayleyScale）进行研究。结果显示亚临床甲减孕妇后代的智力和运动发育评分显著低于正常人后代。提示妊娠期亚临床甲减对后代智力和运动发育有不利的影响。

148. 妊娠期甲减和亚临床甲减在什么情况下需要治疗

2017 年美国甲状腺病学会建议在妊娠第一期：

（1）不论 TPO-Ab 是阳性还是阴性，只要 TSH > 10mU/L（临床甲减），就要治疗。

（2）不论 TPO-Ab 是阳性还是阴性，TSH > 4.0mU/L，而 TSH ≤ 10mIU/L（亚临床甲减），也要治疗。

（3）TPO-Ab 阳性，TSH > 2.5mIU/L，而 TSH ≤ 4mIU/L 可考虑治疗。

（4）TPO-Ab 阴性，TSH 水平在正常参考值内，或 TSH > 2.5mIU/L，而 TSH ≤ 4mIU/L 可以不治疗。

149. 为什么妊娠期 TPO-Ab 阳性，2.5mIU/L < TSH ≤ 4mIU/L（即甲功在正常范围内）要考虑治疗

研究发现甲功正常的自身免疫性甲状腺病者妊娠，对胎 - 婴儿的发育也有影响。有研究报道其母微粒体抗体阳性而甲功正常的 10 个月大婴儿的 IQ 值比正常同龄婴儿低 10 分。另有研究用 Gestalt 认知量表测定 5 岁小儿的智力发育情况，那些母亲 TPO 抗体阳性而甲功正常的小儿皆有损害。分析其原因可能是母体内的自身抗体（TSBAb，MCA/TPO-Ab 等）通过胎盘引起胎儿甲减所致。这些自身抗体对后代是否有持续损害作用或仅导致胎儿、新生儿一过性甲

减还不甚清楚。因此，在此种情况下，指南推荐要考虑给予治疗。

150. 为什么只能选 L-T4（左甲状腺素）治疗妊娠期甲减和亚临床甲减

临床长期的应用经验证明 L-T4 治疗甲减具有疗效可靠、不良反应小、安全度高，服用方便、依从性好，胃肠吸收良好、半衰期长，长期治疗长期获益，治疗成本低等优点。因此，国内外甲减防治指南均明确推荐：首选 L-T4 单药治疗为甲减的标准治疗。

甲减患者缺乏内源性甲状腺激素。正常人甲状腺每天分泌 T4 大约 85 μg，分泌 T3 大约 6.5 μg，循环中 T3 大约 80% 由 T4 转换而来。目前认为 T3 是甲状腺激素的活性部分，T4 是 T3 的“前体物质”，T4 在外周组织经脱碘代谢转变为 T3 后才起作用。

胎儿自身的甲状腺发育始于孕期的 10~12 周，此期开始摄碘合成 T4，但直至孕期 18~20 周才开始发挥作用。因此，胎儿在孕早期（18 周前）的生长发育所需的甲状腺激素完全依赖母体提供。

孕早期母体的 FT4 通过胎盘已被广泛认同。以前的观点认为孕中晚期母体内的甲状腺素不能通过胎盘，新的研究发现测量甲状腺发育不良或完全碘有机化障碍的新生儿的脐带血 T4 为母体正常循环值的 30%。目前认为抗甲状腺药物、某些自身抗体、TRH 和碘盐可通过胎盘，但母体的 T3 和 TSH 则不能通过胎盘。

目前治疗甲减的药物有 3 种选择：L-T4（左甲状腺素）、L-T3（左旋三碘甲状腺原氨酸）和干甲状腺片。

由于 L-T3 不能通过胎盘，所以治疗妊娠期临床和亚临床甲减不能用；由于干甲状腺片是动物甲状腺干制剂，含 T3、T4 和杂蛋白，成分不稳定，不同厂家产品的厂间和批间差异很大，是即将要被淘汰的药物，所以妊娠期也不用干甲状腺片。

L–T4 可以通过胎盘，进入胎儿体内经脱碘代谢转变为 T3 而起作用。由于有 T4 经脱碘代谢转变为 T3 这个缓冲，避免了因半衰期短的 L–T3 快速升高而加重母体和胎儿的心脏负担的风险，所以治疗妊娠期甲减和亚临床甲减只能选 L–T4。

T4 作为 T3 的前体物质对小儿脑的发育至关重要，包括神经元的生成、神经组织的移行、轴突及树突的形成、髓鞘的形成、神经突触的发生和神经递质的调节等。

151. 选择 L–T4 治疗妊娠期甲减和亚临床甲减，如何确定起始剂量

妊娠临床甲减的 L–T4 完全替代剂量要高于非妊娠期。非妊娠临床甲减的完全替代剂量是 1.6~1.8 μg/（kg · d），妊娠临床甲减的完全替代剂量可以达到 2.0~2.4 μg/（kg · d）。L–T4 起始剂量为 50~100 μg/d，可根据患者的耐受程度增加剂量，以使其尽快达标。对于严重临床甲减的患者，在开始治疗的数天内给予 2 倍替代剂量，使甲状腺外的 T4 池尽快恢复正常。合并心脏疾病者需要缓慢增加剂量。

妊娠期亚临床甲减的治疗与妊娠期临床甲减相同。L–T4 的治疗剂量可能小于临床甲减。可以根据 TSH 升高程度，给予不同剂量 L–T4 治疗，见表 14。并根据 TSH 的治疗目标调整 L–T4 的剂量。

表 14　妊娠期亚临床甲减 L–T4 治疗的起始剂量选择

TSH	L–T4 的起始剂量 μg/d
＞ 4.0mU/L，而≤ 8mIU/L	50
＞ 8.0mIU/L，而≤ 10mIU/L	75
＞ 10mIU/L	100

152. 妊娠期甲减和亚临床甲减治疗监测频度和治疗目标是什么

妊娠期亚临床甲减的治疗目标和监测频度与临床甲减相同。

有研究显示，妊娠期每 4 周检测 1 次甲状腺功能，可以检测到 92% 异常值；若每 6 周检测 1 次甲状腺功能，仅能发现 73% 异常值。因此，专家推荐临床甲减患者，妊娠期甲减和亚临床甲减者怀孕后，在妊娠前半期（1~20 周）应当每 4 周检测 1 次包括血清 TSH 在内的甲状腺功能，根据控制目标，调整 L–T4 剂量。在妊娠 26~32 周应当检测 1 次血清甲状腺功能指标。

妊娠期甲减和亚临床甲减者血清 TSH 治疗目标是：T1 期（妊娠前 3 个月）0.1~2.5mIU/L，T2 期（妊娠中间月份）0.2~3.0mIU/L，T3 期（妊娠后 3 个月）0.3~3.0mIU/L。

妊娠期一旦确定甲减，立即开始治疗，尽早达到上述的治疗目标。

153. 甲减患者发现怀孕应当如何做

妊娠期母体和胎儿对甲状腺激素的需求量增加。健康的孕妇通过下丘脑－垂体－甲状腺轴的自身调节，可增加内源性甲状腺激素的产生和分泌。母体对甲状腺激素需要量的增加是发生在妊娠4~6周，以后逐渐升高，直至妊娠20周达到稳定状态，持续保持至分娩。

临床甲减妇女怀孕后L–T4替代剂量需要增加大约25%~30%。最新国内外权威指南建议：甲减患者发现怀孕或者怀疑怀孕时，即可增加20%~30%L–T4的量，并立即测定和评估是否妊娠和甲功状况，并根据妊娠三期不同的TSH治疗目标值及时调整L–T4剂量。

一种自我增加L–T4方法是：7天服原9天量，即每周立即额外增加2天的剂量（即较妊娠前增加29%），这两天的量分开加在1周中的某2天，例如，加在周二和周五。这种方法能够尽快有效地防止T1期发生低甲状腺素血症。此后评估甲功状况，根据TSH水平及时调整L–T4剂量。

154. 甲减患者可以怀孕吗

甲减患者未治疗或治疗未达标者不能怀孕。

若临床甲减妇女计划怀孕，需要通过L–T4替代治疗将甲状腺激素水平恢复至正常的最佳状态，才可怀孕。具体治疗的目标是达到非妊娠期TSH正常范围的一半以下：即血清TSH $<$ 2.5mIU/L，最佳目标是达到TSH $<$ 1.5mIU/L。虽然这2个控制水平的妊娠结局没有差别，但是后者妊娠早期发生轻度甲减的风险进一步降低。

因此，权威指南推荐：已患临床甲减妇女计划妊娠，需要将血清TSH控制在0.1~2.5mIU/L水平后方可怀孕。

155. 甲功正常，仅 TPO-Ab 阳性或者甲状腺球蛋白抗体（TGAb）阳性的女性，怀孕前后应注意哪些问题

（1）备孕期，需要把血清 TSH 调节到 0.1~2.5mIU/L 水平。如高于 2.5mIU/L，可以口服小剂量 L-T4（25~50 μg/d）。

（2）确认怀孕时，应立即测定血清 TSH 浓度，并在整个妊娠中期前，每 4 周测定 1 次，在妊娠 26~32 周至少检 1 次。要求血清 TSH 水平在妊娠三期分别为：0.1~2.5mIU/L、0.2~3.0mIU/L 和 0.3~3.0mIU/L。

（3）虽然没有充足证据证实 L-T4 治疗可减少流产风险，但对于 TPO-Ab 阳性而甲功正常的有流产史的初孕者，可考虑给予 L-T4 治疗。通常起始剂量是 25~50 μg/d。

（4）TPO-Ab 阳性而甲功正常的女性，接受辅助生育技术，没有充足证据证实 L-T4 治疗可以提高受孕率，但可考虑给予 L-T4 治疗。通常起始剂量是 25~50 μg/d。

（5）TPO-Ab 阳性的女性，妊娠期不推荐使用硒补充剂。

（6）有反复流产史的 TPO-Ab 阳性而甲功正常的女性，不推荐静脉注射免疫球蛋白的治疗。

156. 妊娠期临床和亚临床甲减分娩后如何调整 L-T4 剂量

妊娠期临床甲减对甲状腺激素需求量增加是妊娠本身的原因所

致。所以，产后 6 周母体血清 TSH 水平应下降至妊娠前水平，增加的 L–T4 剂量也应当相应减少。临床甲减孕妇产后 L–T4 剂量应恢复至孕前水平。并需要在产后 6 周复查血清 TSH 水平，调整 L–T4 剂量。

妊娠亚临床甲减孕期服用 L–T4 剂量小于 50 μg/d 的，有可能在分娩后可逐渐停药。如停药，6 周内应测定血清 TSH。

157. 哺乳期服用 L–T4 有影响吗

甲减对乳汁的产生和分泌有不利的影响，若无特定的原因可解释乳汁缺乏，推荐检查甲状腺功能以评估是否存在甲减或亚临床甲减。妊娠期甲减和亚临床甲减一直服用 L–T4 者，或哺乳期新发现的甲减和亚临床甲减者，如要母乳喂养，都需要接受 L–T4 治疗。

L–T4 治疗是一种补充替代治疗，是把甲减患者体内缺乏的那一部分 T4 补上，使得甲减患者体内和血循环中 T4 水平达到和正常人一样的水平，因此该治疗是没有副作用的。

哺乳期服用 L–T4 不影响哺乳，对胎儿也无不利影响。

158. 何为胎儿甲减，胎儿甲减有哪些危害

母体 – 胎儿甲状腺功能正常是保证胎 – 婴儿大脑发育的重要基础。胎儿甲减对胎 – 婴儿有很多不利影响，先天性甲状腺功能减退、早产、母亲甲状腺功能紊乱和生活于缺碘地区等引起的胎儿甲减，将造成胎 – 婴儿的智力低下、精神运动力低下、聋哑、性发育迟缓及骨骼发育不良等。因此提高对胎儿甲减的认识，及早预防和治疗，

对胎－婴儿的预后有重要的临床意义。

159. 胎儿甲减有哪些病因

胎儿甲减有很多原因，分述如下：

（1）先天性胎儿甲减　其病因主要为基因缺陷，在胎儿中的发病率约 1/4000，女性为男性的 2 倍，其中 85% 为散发病例，15% 为遗传病例。这种胎儿甲减出生后持续存在并延续终身。

散发病例常见的基因缺陷有编码 PAX-8、TTF-1、TTF-2 等转录基因突变；遗传性最常见的基因缺陷有 Pendrin 基因和编码钠（碘）泵、TPO、Tg、脱卤酶等基因突变。临床上多见到异位甲状腺和甲状腺功能低下或无功能。

（2）早产儿一过性甲减　早产儿在出生数周内 T3、T4 水平较低，可能原因包括 HPT 轴发育不成熟、营养不良和甲状腺外疾病等，但呈一过性。这种降低是否是生理性或是否需药物干预仍有争论。许多研究表明一过性甲减也会导致智力损害，并发现给早产儿 6 周 L-T 治疗会收到短期疗效。

（3）药物性胎儿甲减　抗甲状腺药物可通过胎盘，如母亲患甲亢而服用过量抗甲状腺药物（ATD）可引起胎儿甲减、甲肿。

（4）缺碘致胎儿甲减　严重缺碘地区的母亲和胎儿将同时发生甲减。世界上约有 5 亿人生活在明显缺碘地区。严重缺碘的婴儿可导致神经型克汀病，表现为智力低下、精神运动能力受损、聋哑、性发育迟缓，甚至死亡。近年来，胎儿轻、中度缺碘导致的危害也已被广泛认识，如表现为黏肿型克汀病、运动及视觉感知能力受损等。

（5）妊娠合并自身免疫性甲状腺病性胎儿甲减　妊娠甲减的发病率约 0.3%~0.7%，在适宜的碘营养情况下，多数由桥本甲状腺炎引起。胎儿孕早期（18 周前）生长发育所需的甲状腺激素完全依赖母体提供，此时孕妇甲减不能提供足量甲状腺激素给胚胎，将造成胎婴儿先天畸形（10%~20%）、死胎及围生期婴儿死亡（>20%），胎婴儿身体及智力发育受损（50%~60%）等。

孕期 18~20 周后胎儿自身的甲状腺才开始发挥作用，但易受母体免疫和甲功状况的影响。例如，甲功正常的桥本甲状腺炎患者妊娠，母亲 TPO 抗体等可通过胎盘进入胎儿体内引起胎儿甲减。

160. 胎儿甲减如何诊断

胎儿甲减的危害很大。脐静脉穿刺抽血（在有条件的医院、超声引导下，由有经验的医师在 25~27 周时穿刺是可行的，不良反应 <1%）：测血清 TSH 升高、FT4 降低；超声检查显示胎儿甲肿、宫内发育迟缓、畸形、胎儿心动过缓，可以诊断胎儿甲减。进一步做相关检查可判断不同病因，分述如下：

（1）先天性胎儿甲减诊断　脐静脉血穿刺测得 TSH 升高、FT4 降低，超声检查示胎儿甲肿、发育迟缓、畸形、胎儿心动过缓，可以诊断胎儿甲减。国外已开展基因学病因诊断，如检测钠（碘）泵、TPO、Tg 等基因突变。

（2）早产儿甲减诊断　早产儿在出生数周内 T3、T4 水平较低，可能原因包括 HPT 轴发育不成熟、营养不良和甲状腺外疾病等，但呈一过性。这种降低是否是生理性或是否需药物干预仍有争论。许多研究表明一过性甲减也会导致智力损害，并发现给早产儿6周L-T治疗会收到短期疗效。

（3）药物性胎儿甲减诊断　胎儿脐带血TSH升高、FT4降低，胎儿甲肿结合母亲患甲亢用ATD治疗过量等可以诊断胎儿药物性甲减。

（4）缺碘致胎儿甲减诊断　胎儿脐带血TSH升高、FT4降低，胎儿甲肿，胎儿发育迟缓、心动过缓，羊水中的碘含量低，母亲尿碘排泄率低，结合当地碘盐含量是否充足可诊断此种胎儿甲减。

（5）妊娠合并自身免疫性甲状腺病所致胎儿甲减的诊断　诊断主要靠母亲的自身免疫性甲状腺病病史（包括自身抗体阳性和甲功紊乱等），胎儿脐带血TSH升高、FT4降低，胎儿甲肿、发育畸形和发育迟缓等。因此，很多学者提倡母亲在孕中甚至孕前测定自身抗体、血TSH和（或）FT4。

161. 胎儿甲减如何治疗

不同病因胎儿甲减的治疗，分述如下：

（1）先天性胎儿甲减治疗　胎儿期向羊膜腔内注射左甲状腺素（L-T4）以补充母体向胎儿转运的甲状腺素不足，从而减少胎婴儿的不良后果。CH病因主要为基因缺陷，关于开展胎儿期甚至孕前的基因治疗有待进一步研究。

（2）早产儿甲减多数是一过性甲减，许多研究表明也会导致智力损害，给予6周L-T治疗是有益的。

（3）药物性胎儿甲减治疗　本病是由母亲患甲亢且服用过

量抗甲状腺药物（ATD）引起。由于胎盘通过甲状腺激素有限，通常给予外源性 L–T4 无预防作用。因此本病治疗关键在于预防母体 ATD 过量。

如胎儿已发生药物性甲减，可向其羊膜腔内注射 L–T4，有人用 250 μg/ 周收到较好疗效。专家们建议，母体甲亢 ATD 治疗时，观察指标以母体 FT4 为佳，FT4 宜控制在正常上限水平（此时胎儿甲状腺功能基本正常）。由于母体 FT3 与脐血 FT3 不相关，且母体 FT3 较 FT4 复常晚，则以 FT3 为观察指标有致胎儿甲减的危险。母体 TSH 水平在 FT4 复常后数周或数月才正常，故在治疗的最初 2 个月内亦不作为观察指标。

一般来说，妊娠甲亢 ATD 的初治剂量为 PTU 150~300mg/d 或甲巯咪唑 15~20mg/d，超过该剂量有引起胎儿甲减的危险。治疗开始时每 2 周复诊 1 次，大部分患者甲功于 3~8 周恢复正常，当 FT4 降到正常上限时药量减半，逐步减至维持量 PTU 50mg/d 或更小。

（4）缺碘致胎儿甲减治疗　碘盐可通过胎盘。较理想的缺碘性胎儿甲减的预防，是母体在孕前或孕早期开始补充碘剂。

WHO 和我国营养学会推荐成人每天需补碘 120 μg，孕妇每日应摄入碘盐 200~230 μg。目前，我国普遍供应碘盐，一天吃盐 6g，就相当于摄入碘 120 μg，完全可满足大多数成人的生理需要。妊娠和哺乳等特殊人群可多吃一些含碘丰富的食物，比如海带、鲜带鱼、干贝、淡菜、紫菜、海参、海蜇等海产品或补服碘油丸。碘缺乏地区，孕妇需要每天额外补碘 100~150 μg，以碘化钾形式为宜。过量补碘也是有害的，持续每天补碘超过 500 μg 也会引起胎儿甲状腺功能异常。

缺碘性胎儿甲减在妊娠早期补碘无效，此时胎儿的甲状腺刚开始分化发育，还不能利用碘来合成甲状腺激素，所需甲状腺激素只能由母体通过胎盘提供。此时纠正母亲缺碘性甲减，补碘同时给予L–T4口服，将母体的TSH控制在0.1~2.5mIU/L为宜。检测100μg L–T4，含碘65μg。妊娠中后期胎儿的甲状腺自成体系，开始摄碘和独立合成甲状腺激素，此时母体补碘可通过胎盘提供给胎儿，可治疗缺碘性胎儿甲减。

（5）妊娠合并自身免疫性甲状腺病性胎儿甲减治疗　这种胎儿甲减应从调整母体甲功着手，及时合理地治疗母体甲减（见前文中与妊娠甲减和亚临床甲减治疗相关的内容）。

对新诊断的桥本甲状腺炎妊娠甲减患者，如果没有心脏功能异常，应立即采用L–T4完全替代剂量治疗[2.0~2.4μg/（kg·d）]。L–T4起始剂量为50~100μg/d，根据患者的耐受程度增加剂量，使之尽快达标。对于严重临床甲减的患者，在开始治疗的数天内给予2倍替代剂量，使甲状腺外的T4池尽快恢复正常。合并心脏疾病者需要缓慢增加剂量。孕前就有临床甲减妇女怀孕后L–T4替代剂量需要立即增加大约25%~30%。妊娠期亚临床甲减的治疗与妊娠期临床甲减相同。L–T4的治疗剂量可能小于临床甲减。可以根据TSH升高程度，给予不同剂量L–T4治疗。

治疗的关键在于血清TSH水平达标：T1期为0.1~2.5mIU/L，T2期为0.2~3.0mIU/L，T3期为0.3~3.0mIU/L。

162. 哪些病因可引起妊娠过程中甲状腺毒症

甲状腺毒症是指人体血液循环中甲状腺激素过多所引起的神经、循环、消化等系统兴奋性增高和代谢亢进为主要表现的一组临床综合征。甲状腺毒症可由多种原因引起，妊娠过程中甲状腺毒症主要原因有：

（1）Graves 病是自身免疫甲状腺毒症最常见的原因，在所有妊娠妇女中发生率在 0.1%~1%（0.4% 临床型，0.6% 亚临床型）。这可能在妊娠中第一次发现，也可能是过去有甲亢病史而在妊娠期间复发，或者是妇女正在服用抗甲亢药物（ATD）时妊娠了。

（2）非自身免疫甲状腺毒症原因不太常见，包括毒性多发结节性甲状腺肿（MNG）、毒性腺瘤及假性甲状腺毒症。亚急性痛性或无痛性甲状腺炎，或者甲状腺肿样卵巢瘤是妊娠中甲状腺毒症少见的原因。

（3）妊娠甲亢综合征，又称妊娠 HCG 相关甲亢、妊娠剧吐甲亢，是比 Graves 病更常见导致妊娠甲状腺毒症的原因。甲亢仅限于妊娠前半期，呈现一过性 FT4 升高和 TT4 改变，血清 TSH 降低或测不到，血清自身免疫性甲状腺病指标阴性。本病发病与妊娠早期胎盘分泌过高绒毛膜促性腺激素（hCG）刺激了甲状腺功能亢进有关。

163. 妊娠 hCG 相关甲状腺毒症（妊娠甲亢综合征）有哪些病因

妊娠 hCG 相关甲亢于 1955 年被发现，在妊娠妇女中诊断率为

1%~3%。本病不是由自身免疫紊乱而引起，绒毛膜促性腺激素（hCG）异常升高为本病的原因，在正常孕妇出现被称为妊娠甲亢、妊娠hCG 相关甲亢或妊娠剧吐甲亢。

胎盘分泌的 hCG 同垂体分泌 TSH、FSH、LH 同为糖蛋白激素家族成员，含有共同的 α 亚单位和激素特异的 β 亚单位。研究发现 hCG 与 TSH 不仅结构相似而且其受体也相似，这种相似性是 hCG 能够结合甲状腺滤泡细胞表面 TSH 受体而刺激甲状腺引起功能亢进的分子机制。

hCG 诱导的其他甲状腺毒症还包括多次妊娠、葡萄胎或者绒毛膜癌，多伴有明显的血清 hCG 升高。另外 TSH 受体突变导致对 hCG 敏感性升高也是妊娠甲亢综合征罕见的原因。

164. 妊娠期 hCG 相关甲亢或妊娠剧吐甲亢有何临床表现，如何诊断

孕妇大多表现为在妊娠 6~9 周开始有严重的恶心呕吐、消瘦、体重减轻＞ 5kg、酮尿、明显脱水，化验可有甲功、肝功异常，电解质紊乱，TSH 受抑或测不出。剧吐的原因不清，可能有多种激素、机械因素、心理因素参与。

对该病的诊断为排他性的，尤其要排除 Graves 病，应询问有无自身免疫甲状腺病史，如 TSAb 阳性支持 Graves 病。如孕妇以前妊娠时有类似症状或妊娠前无甲亢症状，有明显的血清 hCG 升高，均要考虑本病的诊断。

165. 如何治疗妊娠 hCG 相关甲亢

本病的甲状腺毒症为一过性，随着妊娠继续到 14~18 周，胎盘分泌 hCG 减少，病情可自动缓解，一般不需要抗甲状腺药物治疗，予以对症支持处理即可。对有妊娠剧吐的妇女或伴有饥饿性酮症者，给予控制呕吐、静脉补液、纠正电解质失衡和纠正酮症的常规方案。不少患者需要短期住院治疗。

16~20 周后甲状腺毒症持续存在或很难排除 Graves 病时，可考虑暂时谨慎地应用抗甲状腺药物治疗。

本病并发症有新生儿低体重，治疗不当会出现韦尼克脑病。一般不需要终止妊娠。

166. 如何鉴别妊娠 hCG 相关甲亢和 Graves 病

妊娠妇女出现血清 TSH 降低或检测不到，血清 FT4 升高，大部分病例的鉴别诊断就在于 Graves' 病甲亢和妊娠甲亢鉴别。

这 2 种疾病共同的临床症状包括心悸、焦虑、手颤及怕热。仔细询问病史及体检是获得病因的最重要方法。没有甲状腺疾病史及没有 Graves 病临床特征（结节、内分泌眼病和胫前黏液性水肿）、TSH 受体抗体（TRAb）阴性和血清 hCG 升高，倾向于诊断妊娠 hCG 相关甲亢。

167. 患 Graves 病的妇女能不能怀孕

Graves 病（简称甲亢）未治疗、活动期或控制不良，不仅增加了孕妇先兆子痫、甲亢危象的发生率，而且胎儿早产、流产、畸形、死胎、智力发育缺陷、新生儿低体重、宫内生长迟缓、呼吸窘迫等发生率也随之增加。此外，母体的 TSAb 可以通过胎盘引起胎儿－新生儿甲亢、甲状腺肿；孕期抗甲状腺药物（ATD）也可通过胎盘，若过量可导致胎儿甲减、甲状腺肿。

因此，甲亢患者在甲亢没有得到有效控制前和 TSAb 依然阳性的情况下，不宜怀孕。

168. 甲亢患者孕前（备孕期）如何准备

甲状腺功能正常是受孕的最佳时机。对所有甲亢或有甲亢病史的妇女作妊娠前（备孕期）指导是必须的。各国相关指南都强烈推荐，在疾病得到有效控制前都需要采取避孕措施，受孕前甲亢患者应接受药物治疗、^{131}I 或者手术治疗。

如果患者选择 ^{131}I 或者手术治疗，建议：

（1）当 TRAb 滴度升高而患者计划 2 年内妊娠时，手术是合理的选择。

（2）如选择 ^{131}I 治疗，48 小时内应做妊娠试验，排除已妊娠；^{131}I 治疗后 6 个月内不能怀孕。

（3）如手术或 ^{131}I 治疗后出现甲减，可口服 L–T4，并调整到适合妊娠的剂量，即血清 TSH 在 0.3~2.5mIU/L。

（4）监测备孕期 TRAb 滴度，低滴度或阴性有利于怀孕。

如果患者选择抗甲状腺药物（ATD）治疗，应给以下建议：

（1）讨论应用丙硫氧嘧啶（PTU）和甲巯咪唑（MMI）的风险性。

（2）在妊娠头 3 个月应用 PTU，因为 MMI 有导致胎儿畸形的风险。

（3）头 3 个月过后应考虑停用 PTU，改用 MMI 以降低 PTU 对肝脏损害的发生。

（4）监测孕前 TRAb 滴度，低滴度或阴性有利于怀孕。

169. 甲亢患者发现怀孕，应当如何做

甲亢未愈前最好不要怀孕，偶然怀孕了，建议人工流产。如果要子心切，坚持怀孕者，应给予适当治疗，以防止病情恶化，使母子平安渡过妊娠期，顺利分娩。

（1）忌同位素 ^{131}I 治疗，也忌作甲状腺 ^{131}I 摄取率检查。

（2）甲亢患者在妊娠最初 3 个月内及最后 3 个月内不宜进行手术治疗，妊娠第 4~6 个月期间可考虑，但尽量不要采用。

（3）药物治疗

1）孕期抗甲亢药物和母体 TSAb 均可通过胎盘进入胎儿体内，前者过量可引起胎儿甲减，后者可刺激胎儿甲状腺导致胎儿甲亢。因此，女性甲亢患者发现怀孕应立即就医，并测定甲功和 TRAb。

2）如甲亢未控制，要求短期内用最小量有效抗甲亢药物使母体的 FT4 维持在正常上限值。

3）具体方法：妊娠初期 3 个月口服丙硫氧嘧啶 150~300mg/d 治疗，

妊娠3个月后换成甲巯咪唑15~20mg/d；最初每2周复诊，大部分患者的甲功于治疗后3~8周恢复正常。FT4降至正常上限时药物减半，维持量甲巯咪唑2.5~5mg/d或丙基硫氧嘧啶25~50mg/d或更小。

4）普萘洛尔：可通过胎盘，有报告可引起胎盘功能不全，可引起新生儿呼吸抑制、心动过缓、松软无力，可引起宫内生长停滞。因此有人不主张应用，也有人主张可以用，笔者认为尽可能不用。

5）加用L-T4对预防胎儿甲减无益，且干扰了血中甲状腺激素监测，不利于调整PTU用量，尽量不用。

170. 孕期药物治疗甲亢，如何选择观察指标

研究发现孕期母体FT4与脐血中FT4相关，而母体FT3与脐血FT3不相关，以FT3为治疗的观察指标有可能误导药物过量而致胎儿甲减的危险。

孕期药物治疗甲亢，母体TSH水平在FT4恢复正常后数周或数月才正常，故在治疗的最初2个月内亦不作为观察指标。

由于药物治疗中母体FT4先于FT3复常，且母体FT4与脐血中FT4相关，则治疗的观察指标定为FT4最合适。研究发现母体FT4在非妊娠期正常上限值时，相当胎儿甲功正常。推荐以母体FT4水平降到正常值的上限为抗甲亢药物治疗的目标值。此外，对TRAb阳性者，需定期监测TRAb。

 171. 孕期药物治疗甲亢的安全性如何

临床研究报告显示，妊娠早期甲巯咪唑对胎儿致畸性大于丙硫氧嘧啶，而后者的肝毒性大于前者。所以专家们建议：妊娠前 3 个月口服丙硫氧嘧啶，以减少对胎儿的致畸性（冒肝毒性风险）；妊娠 3 个月后换成甲巯咪唑治疗，以降低 PTU 肝毒性发生。

全孕期药物治疗结果：国外报告 185 例甲亢妊娠全过程持续抗甲亢药物治疗，有 1 例新生儿出现甲减。笔者门诊妊娠全过程药物治疗 80 例患者，出现 3 例异常：1 例发现心脏发育畸形，孕中引产；1 例宫内死胎自然流产；另 1 例出生后甲减，及时发现，给予 L–T4 治疗，随访 9 年，生长发育良好。因此全孕期药物治疗存在 1/185~3/80 的风险，虽然总体是小概率事件，但若发生在某一个人身上，对他（她）来说，风险就是 100%。对此，患者应有心理准备。

2018 年 2 月，我国国家食品药品监督管理总局突然发布第 17 号公告要求修订甲巯咪唑的说明书，提出了妊娠期慎用、哺乳期禁用该药的要求。该要求是否具有循证医学的支持，尚不清楚，因为同期国外并没有类似的变动。但公告中要求在妊娠期治疗甲亢，应严格地评估获益和风险，确定获益大于风险才能应用本品的意见是正确的。

由于 17 号公告要求，国内外厂家纷纷修改了中文说明书。因此，患者必须同接诊医生一起认真评估用药获益和风险，并对照说明书的禁忌证和适应证（注：2018 年 9 月前生产的药附带的是旧说明书），决定是否用药。

 172. 哺乳期甲亢的药物治疗期间能否哺乳

研究发现口服 PTU 仅有 0.025% 进入乳汁，口服甲巯咪唑有 0.1%~0.17% 进入乳汁。母亲服药 2 小时后检测新生儿甲巯咪唑的血药浓度为 $< 0.03\ \mu g/mL$，远远低于其有效血药浓度。因此，专家们建议，哺乳期使用 PTU $< 600mg/d$ 或 MMI $< 20mg/d$ 不会影响幼儿的甲状腺功能及智力发育。

PTU 的肝毒性是儿童和成人用药中的最严重的不良反应，这种不良反应是非剂量依赖性的，且不可预测，很小的剂量仍有引起婴儿肝毒性的风险。因此，2011 年美国甲状腺学会发布的《妊娠期及产后甲状腺疾病诊断和管理指南》，推荐需要药物治疗的哺乳期甲亢首选甲巯咪唑，每天 20~30mg 的剂量对婴儿是安全的；考虑到肝毒性，PTU（300mg/d）仅为甲亢危象以及对 MMI 过敏情况下使用的二线选择。

根据 2017 版 ATA 指南的意见，哺乳期甲亢的药物治疗期间可以哺乳。但应遵循下列原则：

（1）首选甲巯咪唑（$< 20mg/d$）。

（2）早起母亲先哺乳，喂饱孩子后挤出多余乳汁备用，然后立即服药。

（3）服药 3~4 小时后再次哺乳。

（4）在首次哺乳后的 3~4 周内应对婴儿进行至少 1 次的甲状腺功能检测。

2018 年，国家药监局发布了第 17 号公告，要求修订甲巯咪唑的说明书，提出了哺乳期禁用该药的要求。国产甲巯咪唑、国产和

进口丙基硫氧嘧啶均遵令修改了说明书：禁用于哺乳期。但进口产品（赛治）说明书保留了可以用于哺乳期内容，并向中国国家药监局备案，但要求限量每天不超过 10mg，且不能与甲状腺素合用，并定期查新生儿甲功。

我们期待 2019 年中国能制定新指南，以终结国内外意见不统一的窘态。

173. 何为甲状腺炎，有哪些类型

甲状腺组织发生变性、渗出、坏死、增生等炎症病理改变而导致一系列临床病症，称甲状腺炎。这是一组由不同病因引起，具有不同临床表现的疾病，其分类如下。

（1）急性甲状腺炎　急性化脓性甲状腺炎。

（2）亚急性甲状腺炎。

1）亚急性肉芽肿性甲状腺炎（日常称为亚急性甲状腺炎、亚甲炎）。

2）亚急性淋巴细胞性甲状腺炎（无痛性甲状腺炎、产后甲状腺炎）。

（3）慢性甲状腺炎。

1）慢性淋巴细胞性甲状腺炎（桥本氏病）。

2）慢性萎缩性甲状腺炎。

3）慢性侵袭纤维性甲状腺炎。

（4）其他　放射性甲状腺炎，外伤，结核性，梅毒，霉菌性，结节病及淀粉样变等。

174. 急性甲状腺炎（急性化脓性甲状腺炎）是如何引起的

急性甲状腺炎大多数由颈部感染直接波及甲状腺，或是败血症细菌侵入腺体所致，常见病原菌为葡萄球菌、链球菌或肺炎球菌等。

甲状腺呈现急性炎症的特征性改变，可局限在甲状腺的一部分，也可蔓延到整个甲状腺。初期有大量多形核细胞和淋巴细胞浸润，常伴有坏死和脓肿形成，起病前已有结节性甲状腺肿者易产生脓肿，如甲状腺本来正常者，则广泛化脓多见。脓液可侵入深部颈组织，甚至进入纵隔，进入气管、食道。愈合时有大量纤维组织增生。本病又被称作急性化脓性甲状腺炎。

175. 急性甲状腺炎（急性化脓性甲状腺炎）有哪些临床表现

本病可发生在任何年龄，国外统计资料表明多见于20~40岁女性，且以前有甲状腺疾患，尤其有结节性甲状腺肿者易患本病（图24）。

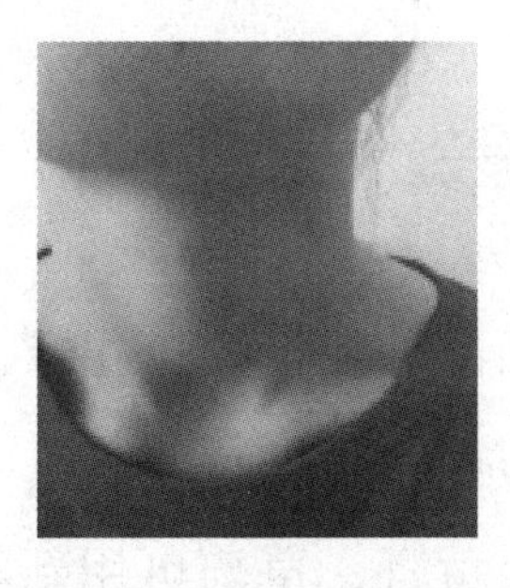

图24　结节性甲状腺肿者

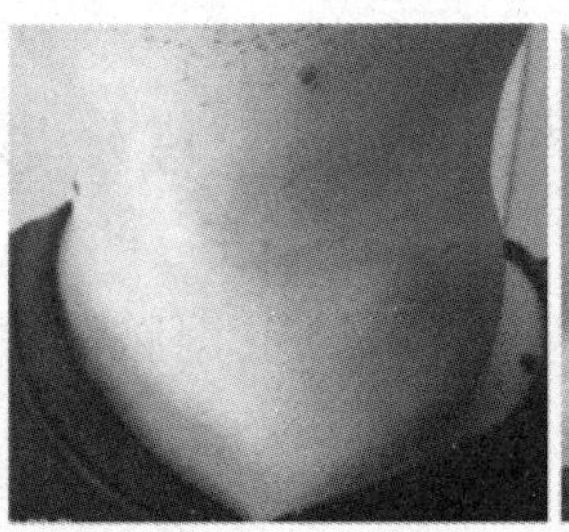

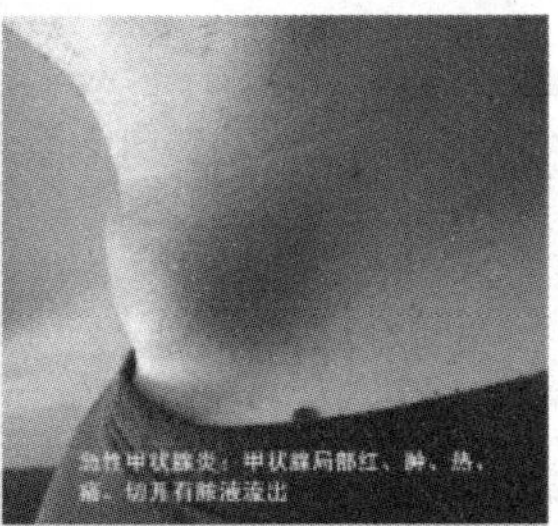

图25　急性甲状腺炎

发病急，甲状腺肿大、疼痛、压痛，伴发热，畏寒战栗，心动过速，白细胞总数及中性粒细胞明显增多。颈部后伸，吞咽时甲状腺疼痛加剧，疼痛可向两颊、两耳或枕部放射，甲状腺肿大多为单侧，偶可双侧，硬，并有邻近器官或组织感染的征象。甲状腺脓肿形成时可有波动感，局部皮肤红、肿、痛，血培养可能阳性。一般无甲状腺功能改变（图 25）。

176. 急性甲状腺炎（急性化脓性甲状腺炎）如何诊断

诊断主要根据：全身败血症症状，伴有高热、寒战，白细胞总数及中性粒细胞增高，或原有颈部化脓感染，随即出现甲状腺肿大、疼痛、压痛。颈部侧位 X 线检查可以定位炎症是否在甲状腺，超声检查可发现有无脓肿形成，波动感部位穿刺可获确认。

本病需与亚急性肉芽肿性甲状腺炎（亚甲炎）鉴别，后者通常疼痛不剧，不侵入其他颈部器官，血沉明显增快，早期有一过性甲亢症状以及血 T3、T4 升高而甲状腺吸 ^{131}I 率降低的分离现象，甲状腺活检有多核巨细胞出现或肉芽肿形成。另外，甲状腺恶性肿瘤也可以发生局部坏死，非常类似急性化脓感染时的症状，应予警惕。

177. 如何治疗急性化脓性甲状腺炎

卧床休息，局部热敷。可以根据脓液中细菌种类选用抗生素。脓肿已形成或保守治疗不能使感染消退时，则应手术切开引流。

中药可用普济消毒饮，外用中药可选用金黄膏，草药可用新鲜马齿苋或蒲公英外敷。

178. 何为亚急性甲状腺炎（亚甲炎），为何常常被误诊

通常所称的亚急性甲状腺炎，简称亚甲炎，实际是指亚急性肉芽肿性甲状腺炎。本病的发病与病毒感染或感染后变态反应有关，甲状腺表现为非化脓性炎症，有多核巨细胞、肉芽肿形成，发病和病程不同于急性甲状腺炎，也不同于桥本甲状腺炎，故看成亚急性炎症（图 26）。

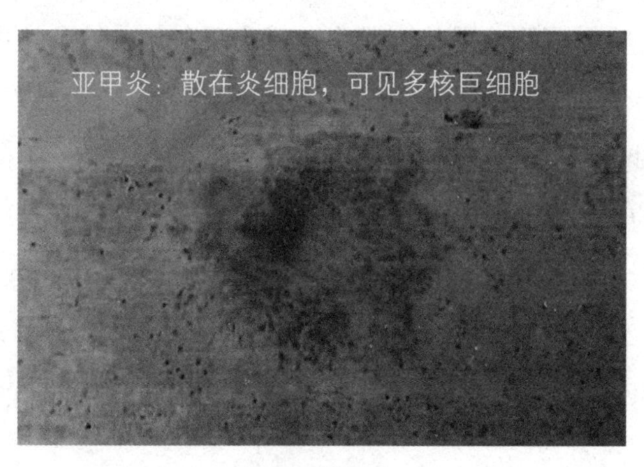

图 26 亚甲炎

本病发病时多有发热，甲状腺局部出现包块或结节疼痛，并出现甲状腺功能异常。本病有甲状腺疼痛，有时表现为咽痛、吞咽痛、转颈痛，常误诊为咽炎、喉炎，给予抗感染无效；有时疼痛向耳、颊、牙床、头顶、外颈及胸部放散，更使诊断迷茫。由于多发热起病并有上呼吸道感染症状，误诊为上呼吸道感染者也很多。早期有一过

性甲亢表现，易误诊为甲亢。

179. 亚急性甲状腺炎有何临床和实验室特征

亚甲炎多见女性,女：男约为(2~6)：1。发病年龄多在20~60岁，其临床和实验室特征如下：

（1）起病较急，起病前常有上呼吸道感染史。

（2）畏寒发热，多数轻中度，偶有高热40℃者，持续数日，如不及时治疗可持续数周。

（3）甲状腺肿大、疼痛、触痛、质硬。疼痛可向四周发散，也可先一侧，后另一侧。甲状腺肿大，或出现包块、结节，可不对称，可先一侧出现，后另一侧出现；也可一侧结节消失，而另一侧又出现。

（4）起病第1周可有一过性甲亢表现，如心慌、手颤、多汗、紧张等，约2~6周缓解；发病2月后约1/4患者出现一过性甲减，持续2~4月大部分患者恢复，约少于5%的患者可能成为永久性甲减。

（5）本病血沉增快，早期血T3、T4升高，而甲状腺的^{131}I摄取率降低，呈分离现象；以后随病程不同呈有规则的变化，见表15。

表15 亚急性甲状腺炎不同病程的实验室表现

分期	持续时间	T3	T4	TSH	^{131}I摄取率
甲亢期	2~6周	↑↑	↑↑	↓↓	低(0~2%)
过渡期	4周	↑	↓	↓	低(2%~5%)
甲减期	2~4月	↓	↓	↓	反跳↑
恢复期		正常	正常	正常	可轻度↑

（6）甲状腺穿刺细胞学检查，可见较多的类上皮细胞、多核巨细胞，病理可见肉芽肿形成。

180. 亚甲炎需做哪些实验室检查，有何异常

（1）白细胞中度升高。

（2）血沉明显增快，多 40mm/h 以上，有研究表明 3344 例本病患者只有 3% 病例低于 40mm/h。

（3）甲亢期血清 T3、T4、FT3、FT4 升高，TSH 分泌受抑制，甲状腺摄 ^{131}I 率低，呈“分离现象”。这是由于甲状腺滤泡细胞破坏，原储存的 T3、T4 漏入血循环，使得血液中 T3、T4 升高，反馈抑制垂体分泌 TSH，失去 TSH 刺激，甲状腺摄碘功能减低之故。次要原因是炎症损害了滤泡细胞摄取功能。甲状腺摄 ^{131}I 率可低至测不出，有研究测得 3344 例本病摄 ^{131}I 率为 1.6%~1.9%。

（4）甲减期患者血清 T3、T4、FT3、FT4 减低，TSH 升高，甲状腺摄 ^{131}I 率可反跳升高。

（5）甲状腺同位素扫描可见图像残缺或显影不均匀，一叶肿大者常见无功能结节或一叶残缺（图 27）。亚甲炎超声图像见图 28。

（6）甲状腺穿刺活检可见特征性多核巨细胞或肉芽肿样改变。

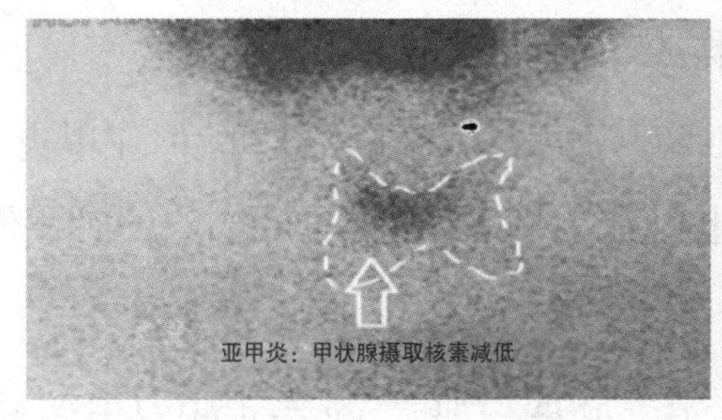

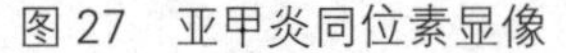
图 27　亚甲炎同位素显像

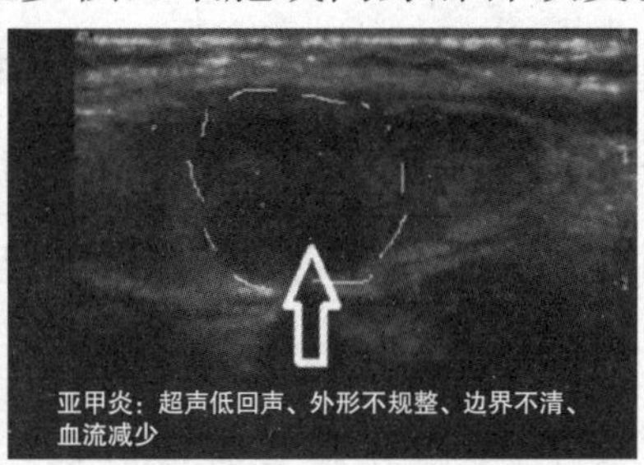

图 28　亚甲炎超声图像

181. 亚甲炎如何诊断

依据甲状腺肿大、疼痛、压痛，伴全身症状，发病前有上呼吸道感染史，血沉增快，血清 T3、T4 升高，甲状腺摄 ^{131}I 率降低，呈现分离现象，诊断常不难确定。

ItoHospital 提出的亚甲炎诊断标准为：

（1）甲状腺肿大、疼痛、质硬、触痛，常伴上呼吸道感染症状和体征，发烧、乏力、食欲不振、颈淋巴结肿大等。

（2）血沉增速。

（3）甲状腺摄 ^{131}I 率受抑制。

（4）一过性甲亢。

（5）甲状腺抗体 TGA、TMA 或 TPO-Ab 阴性或低滴度。

（6）甲状腺穿刺或活检有多核巨细胞或肉芽肿改变。

符合上述中的 4 条可诊断为亚甲炎。

182. 亚甲炎诊断要与哪些疾病相鉴别

颈前包块伴有疼痛者除本病外可见于下列疾病：甲状腺囊肿或腺瘤样结节急性出血、甲状腺癌急性出血、急性化脓性甲状腺炎、迅速长大的甲状腺癌、疼痛的桥本甲状腺炎、甲状舌骨导管囊肿感染、支气管腮裂囊肿感染、颈前蜂窝织炎等，需注意鉴别。但亚甲炎、甲状腺囊肿或腺瘤样结节急性出血占全部病例的 90% 以上。亚甲炎常需同下列疾病相鉴别：

（1）甲状腺囊肿或腺瘤样结节急性出血　常见于用力活动后

骤然出现疼痛，甲状腺局部有波动感，血沉正常，甲功正常，超声包块内有液性暗区。

（2）甲状腺癌　亚甲炎的甲状腺可以很硬，10% 患者甲状腺部分肿大，且无明显症状，扫描可为冷结节，需与甲状腺癌鉴别。但亚甲炎疼痛可自行缓解或迅速波及他叶，血沉快，摄 ^{131}I 率低，应用泼尼松治疗疗效显著，可资鉴别。必要时可做甲状腺穿刺活检。

（3）桥本甲状腺炎　可伴轻度甲状腺疼痛和触疼，但疼痛较少见，血沉不加速，TGA 和 TMA 明显升高。

183. 如何治疗亚急性甲状腺炎，治疗效果如何

（1）如发热、甲状腺肿大和疼痛不明显，不一定治疗，密切观察，可自行缓解。

（2）轻症患者可口服吲哚美辛 25~50mg，3 次 /d，如有效，可持续数周。

（3）泼尼松为消炎镇痛类药物无效时或典型患者首选治疗，一般 20~40mg/d，分次口服，约 2~4 周左右症状可完全缓解。缓解后开始减药，每 1~2 周减 5mg，减至最小量时维持数周，总疗程 8~12 周或更长。过早停药或减药过快会引起复发或病情反跳，再次用药仍然有效。

（4）早期甲亢为一过性，不需要用硫脲类抗甲亢药物，如症状较重可给普萘洛尔、倍他乐克等药。本病在甲减期可加服 L–T425~150 μg/d 或甲状腺片 40~120mg/d。

（5）中医治疗辨证分型尚不统一，初期肝郁胃热，外感风寒；

治则疏肝清胃，散风透邪。中期脾阳不振，气不化水；治则温运脾阳，以利水湿。后期气郁痰凝；治则理气化痰，软坚散甲。

184. 亚甲炎治疗效果和预后如何

本病多为自限性，轻型和大部分经治疗的患者有望在 3 个月左右逐渐恢复正常，可不经过甲减期直接进入恢复期；约 1/4 患者经历典型的 4 期甲功变化，病程可达半年或更长；少于 5% 的患者留有持久性甲减的后遗症，需长期 L–T4 替代治疗。

本病完全康复后的复发率不高，有研究对 3344 例亚甲炎进行 24 年随访观察，在第 1 次发病完全康复后（14.5 ± 4.5）年有 48 例第 2 次发病；第 2 次发病后（7.6 ± 2.4）年有 5 例第 3 次发病。本病完全恢复后的年复发率约 2%，复发病例的临床表现及实验室检查结果较初发病例为轻，病程持续时间也较短。

185. 何为无痛性甲状腺炎（产后甲状腺炎）

无痛性甲状腺炎，又称亚急性淋巴细胞性甲状腺炎，是另一种亚急性发病的甲状腺炎。本病甲状腺虽肿大，但无痛和无触痛，甲状腺病理不出现多核巨细胞和肉芽肿，不同于亚急性甲状腺炎；本病甲状腺虽有淋巴细胞浸润，但无纤维化和滤泡细胞嗜酸性变，本病发病虽有甲状腺功能变化，但病后可恢复正常，同桥本甲状腺炎有明显区别。本病病因不清，有证据提示是甲状腺自身免疫性疾病。

本病有 2 种发病形式：散发和产后发病，产后发病多见。产后发病通常发生在产后半年或1年内，又称产后甲状腺炎。本病的典型表现为产后一过性甲状腺毒症，常被误诊为格雷夫斯甲亢。

据估计，本病约占整个甲状腺毒症5%~20%，2/3为女性患者，30~40岁多见。甲状腺毒症持续时间因人而异，一般不超过1年，平均（3.6±2.0）月，此后部分患者进入恢复期逐渐痊愈。1/3患者甲状腺毒症消失后进入甲减期：T3、T4降低，TSH升高，出现甲减的症状和体征，甲减期持续1~8月，大部分进入恢复阶段，极少患者成为永久性甲减。甲状腺肿大者有1/2可恢复正常，长期随访有1/3患者有持久性甲状腺肿大，约10%患者可再次发生一过性甲状腺毒症。

186. 产后甲状腺炎的临床和实验室检查有哪些特征

产后甲状腺炎是产后发病的无痛性甲状腺炎，通常在产后半年内发病。其临床表现有：

（1）患者一般无症状，多数在产后检查甲功时被发现，少数是患者出现甲状腺肿或轻度甲状腺毒症时被发现。

（2）多数患者症状不明显，少数患者在甲减期可能有轻度水肿、乏力、怕冷等症状，10%~20%患者有局部压迫感或甲状腺区的不明确隐痛、不适，偶尔有轻压痛。

（3）甲状腺多为双侧对称性、弥漫性轻度肿大，峡部及锥状叶常同时增大，也可单侧肿大，通常无颈部压迫症状。触诊时甲状腺与周围组织无粘连，吞咽运动时可上下移动。

（4）颈部淋巴结一般不肿大，少数病例也可伴颈部淋巴结肿大，但质软。

实验室检查发现：

（1）血清 TPO-Ab、甲状腺微粒体抗体（TMAb）和甲状腺球蛋白抗体（TGAb）可阳性，但滴度轻度升高。

（2）甲状腺穿刺活检　无多核巨细胞和肉芽肿改变，不同于亚甲炎；虽有大量淋巴细胞、浆细胞浸润，但无纤维化和滤泡细胞嗜酸性变，类似“淋巴细胞型”桥本甲状腺炎病理改变。

（3）甲状腺功能检查结果与亚甲炎相似，可有 4 期变化，即甲亢期、过渡期、甲减期和恢复期。每一期大约维持 1~3 个月。多数患者没有典型的 4 期，只能见到 2 期或 3 期。

187. 如何诊断产后甲状腺炎

产后甲状腺炎常常被漏诊或误诊。活检发现甲状腺有像桥本甲状腺炎一样的淋巴细胞和浆细胞浸润，但无纤维化和滤泡细胞嗜酸性变，自身甲状腺抗体产后滴度升高，但一般滴度没有桥本甲状腺炎高。此时容易误诊为桥本甲状腺炎。

甲状腺毒症期间血清 T3、T4 水平升高，TSH 降低。易误诊为其他病因导致的甲状腺毒症（亚甲炎、格雷夫斯甲亢），但无甲状腺疼痛和压痛，甲状腺穿刺活检无多核巨细胞和肉芽肿改变，白细胞计数和血沉正常，可除外亚甲炎。无格雷夫斯眼征和胫前黏液性水肿，TSAb 阴性，可除外格雷夫斯甲亢。

具有上一题中所述的产后甲状腺炎的临床和实验室检查特征，

除外相似的其他疾病，可诊断本病。

188. 产后甲状腺炎如何治疗

本病治疗的关键是甲状腺毒症期间避免不适当的治疗。忌用甲状腺手术或同位素治疗甲状腺毒症，也不推荐抗甲亢药物治疗。如甲状腺毒症期间患者有症状，专家最新建议患者需要接受 β 受体阻滞剂治疗，推荐选择在哺乳期安全性高的普萘洛尔或美托洛尔，用量以缓解症状最小量为宜。

甲状腺毒症缓解后 4~8 周应查甲功，以筛选甲减。甲减期可给予 L-T4 口服，每 4~8 周复查血清 TSH，直至甲功正常。

本病大多数患者甲功可恢复正常，但有少数人可遗留永久性甲减。因此建议有产后甲状腺炎病史者每年至少查 1 次血清 TSH，以发现永久性甲减。本病恢复正常后，如再次怀孕，该病多数会复发。

专家们还建议：产后抑郁症患者应查甲功，明确是否有甲状腺炎。

189. 何为桥本甲状腺炎

慢性自身免疫性甲状腺炎，目前被分为 2 个临床类型：甲状腺肿大的桥本甲状腺炎和甲状腺萎缩的萎缩性甲状腺炎。二者的共同点是有相同的甲状腺自身抗体和变化的甲状腺功能；不同点是前者甲状腺肿大，后者甲状腺萎缩，后者可能是前者的终末期。

桥本甲状腺炎为慢性甲状腺炎中最常见的临床类型，又名慢性淋巴细胞性甲状腺炎，1912 年由日本人桥本（Hashimoto）最早发现而得名。本病为器官特异性的自身免疫病，同格雷夫斯甲亢、甲状腺萎缩性甲减（特发性甲减）、格雷夫斯眼病等关系密切，同属自身免疫性甲状腺病家族。

本病主要是因为自身免疫功能紊乱，具有免疫功能的细胞，如B淋巴细胞“敌我不分”地浸润甲状腺，产生大量抗甲状腺抗体，如甲状腺球蛋白抗体、微粒体抗体等，触发抗体依赖性细胞毒反应和致敏T细胞的杀伤作用，从而造成甲状腺组织的损伤。

本病患者多为中青年女性，甲状腺肿大，质韧无痛，也无触痛，血中有高滴度的抗甲状腺球蛋白抗体和微粒体抗体/TPO-Ab，患者可长期维持甲状腺功能正常，晚期可发展为甲减，极少数患者可出现桥本甲亢。

190. 桥本甲状腺炎有何临床表现

桥本甲状腺炎的确切发病率不清，尸解报告显示有2%的女性有本病的组织学特征，流行病学调查非选择人群中，本病标志性血清甲状腺抗体阳性近10%，2%出现甲减；非选择性老年女性人群中血清抗体阳性占7%~16%。

本病多见于女性，女性患者是男性的15~20倍，各年龄均可发病，但30~50岁多见，5岁以下儿童罕见。

（1）一般表现　本病起病隐袭，大部分患者开始无症状，最常见的早期症状是乏力及模糊的颈部不适感。

（2）甲状腺表现　甲状腺肿大是本病最突出的临床表现，肿大可轻度至重度（达350g），多数中等度肿大，为正常的2~3倍，重 40~60g；肿大多为弥漫性，可不对称，质地坚实，韧如橡皮样，随吞咽活动（图 29）；表面常不平滑，可有结节，质硬，尤其在老年人易被误诊为恶性疾病；椎状叶增大为主者，易被误诊为甲状腺结节。甲状腺肿大压迫食道、气管和喉返神经者，非常罕见。甲状腺疼痛、触痛罕见，如有疼痛，应与亚甲炎鉴别。甲状腺肿可非对称，易被误诊为孤立或多结节性甲状腺肿。

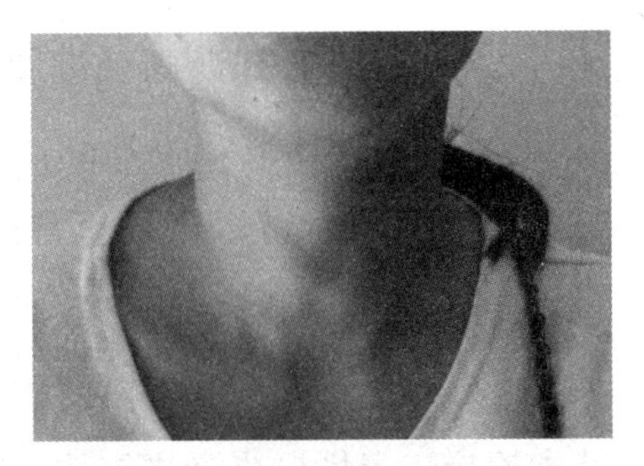
图 29 甲状腺肿大

（3）甲状腺功能　多数患者就诊时甲功正常，约 20% 患者有甲减表现，有甲亢表现者＜ 5%。本病为慢性进行性疾病，最终随甲状腺破坏而出现甲减。在一个 20 年的随访研究中，亚临床甲减的本病患者，女性有 55% 发展为临床或生化甲减，最初甲状腺抗体（+）或 TSH 升高中只有一项的女性，4 年中仅有 1 人发生甲减。20 年随访最初抗体（+），进展为甲减的速度是每年 2.6%；最初 TSH 升高者，进展为甲减的速度是每年 2.1%。20 年随访结束时出现明显甲减的分别为 33% 和 27%。

191. 桥本甲状腺炎进展为甲减与哪些因素有关

本病进展为甲减的速度同下列因素相关：

（1）女性比男性进展快，女性进展速度是男性的 5 倍。

（2）45 岁以后进展快。

（3）最初甲状腺抗体滴度高预示进展快。

（4）最初 TSH 升高者进展快　据报道称亚临床甲减的桥本甲状腺炎，如 TSH > 20 μU/mL，每年有 25% 进展到临床甲减，而 TSH 轻度升高者可以恢复正常；MCA（血凝法）> 1∶10 万，每年也有 25% 进展到临床甲减。

（5）甲状腺自身抗体阳性，原碘缺乏时补碘至碘超量以及用干扰素治疗病毒性肝炎者进展快。

192. 桥本甲状腺炎有哪些特殊表现

本病特殊表现有：①桥本甲亢；②桥本假性甲亢；③亚急性发作的桥本甲状腺炎；④伴浸润性突眼；⑤多发性内分泌腺自身免疫综合征；⑥合并淋巴瘤或癌；⑦儿童桥本甲状腺炎；⑧桥本脑病；⑨ IgG4 桥本甲状腺炎。

这些特殊表现，将在介绍完一般表现后，进行详细分述。

193. 桥本甲状腺炎的甲状腺活检有何特征性表现

（1）活检组织学表现（见表 16）

表 16　甲状腺活检病理分型

淋巴细胞型	嗜酸细胞型	纤维化型
中度淋巴细胞浸润	致密的淋巴细胞浸润	主要是浆细胞浸润
显著的胶质吞噬	淋巴样滤泡形成	嗜酸性细胞
无嗜酸性细胞	显著的嗜酸性细胞	显著的纤维化
有灶状上皮细胞增生	可有巨细胞	小叶破坏

续表

淋巴细胞型	嗜酸细胞型	纤维化型
滤泡破坏	上皮细胞增生	
	纤维化	
	新的滤泡形成	
儿童青少年	中年	中老年

病理分型为淋巴细胞型的患者甲功通常正常，嗜酸细胞型的患者可出现亚临床甲减或甲减，纤维化型的患者必定出现甲减。

（2）细针甲状腺穿刺细胞学表现

1）淋巴细胞型：中至大量的淋巴细胞，上皮细胞多形性，无嗜酸细胞，有时可见上皮细胞团中有淋巴细胞。

2）嗜酸细胞型：在前者基础上出现较多的嗜酸细胞。

一般认为，涂片中淋巴细胞数量 = 滤泡上皮细胞数量为中等量淋巴细胞；淋巴细胞数 > 滤泡细胞数为大量淋巴细胞（图 30）。

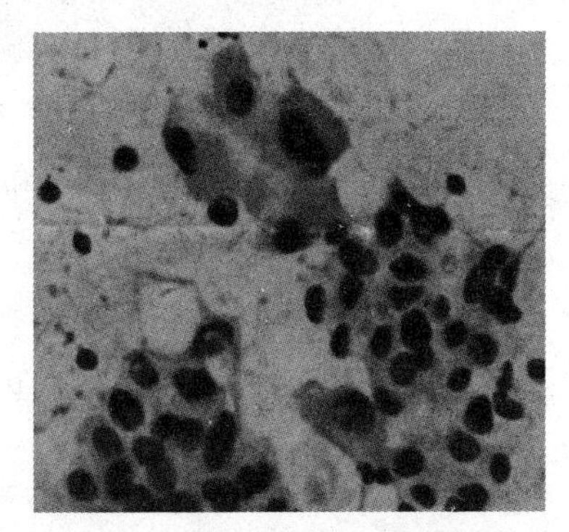

图 30　细针穿刺涂片，滤泡细胞胞浆呈现粉红色嗜酸性变

194. 桥本甲状腺炎的免疫学检查有何特征

（1）甲状腺球蛋白抗体（TGA）血凝法≥ 1∶2560 或放免法> 60% 有利于诊断桥本甲状腺炎。

（2）甲状腺微粒体抗体（TMAb）/ 过氧化酶抗体（TPO-Ab）

的抗原为过氧化酶，能固定补体，有“细胞毒”的作用。已证实TMAb/TPO-Ab 通过激活补体、抗体依赖细胞介导的细胞毒作用和致敏 T 细胞杀伤作用等机制引起甲状腺滤泡损伤（图 31），是导致甲减的主要机制；另外，过氧化酶为甲状腺激素合成过程中的关键酶，TPO-Ab 可直接与过氧化酶结合使之失活，或许是该抗体除细胞毒作用外另一个导致甲减的机制。

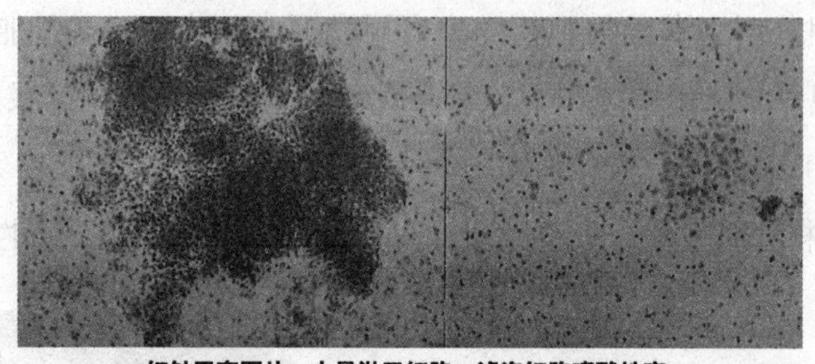

细针甲穿图片：大量淋巴细胞，滤泡细胞嗜酸性变：

图 31　桥本甲状腺炎滤泡细胞损伤

高滴度 TMAb/TPO-Ab 不仅对桥本甲状腺炎有诊断价值，如持续存在，对桥本甲状腺炎甚至对格雷夫斯甲亢有提示预后价值，即桥本甲状腺炎易发生甲减，格雷夫斯甲亢在 ^{131}I 或手术治疗后易发生甲减。

TMAb 血凝法＞ 1∶2560，放免法＞ 60%，直接测定 TPO-Ab 滴度超过正常参考值上限有利于桥本甲状腺炎诊断。

（3）TSH 受体阻断性抗体（TSBAb）　在 10% 的桥本甲状腺炎和 20% 的萎缩性甲状腺炎患者血循环中存在。TSBAb 可阻断 TSH 及 TSAb 对甲状腺的刺激作用而引起甲减。研究表明 TSBAb 仅在 5%~10% 慢性自身免疫性甲状腺炎的甲减中起作用。

195. 桥本甲状腺炎的甲状腺功能状态有何特征

本病的甲状腺功能状态取决于疾病的发展阶段。大部分患者在疾病早期，甲状腺功能可长期正常；随着病变的发展可出现亚临床甲减，此时只有TSH升高，摄 ^{131}I率可正常或升高，但可被T3抑制试验所抑制，可用此点与Graves病鉴别；本病后期甲状腺吸 ^{131}I率减低，并逐渐再降低，此时T3、T4、FT3和FT4降低，TSH进一步升高，出现临床甲减表现。

此外，桥本甲状腺炎和格雷夫斯甲亢共存时可表现为桥本甲状腺毒症（Hashitoxicosis），即桥本甲亢。当炎症破坏了正常甲状腺滤泡上皮，使原储存在滤泡里的甲状腺激素漏入血循环而引起一过性高甲状腺素血症时，可表现为非甲亢型的甲状腺毒症，即桥本假性甲亢或称桥本一过性甲亢。

196. 桥本甲状腺炎的影像检查有何特征

（1）甲状腺同位素扫描　显示甲状腺增大但摄碘减少，分布不均，如有较大结节状可呈“冷结节”表现。60%患者高氯酸钾排泌实验为阳性。

（2）B超检查

1）甲状腺两叶弥漫性肿大，一般为对称性，也可一侧肿大为主。峡部增厚明显（图32）。

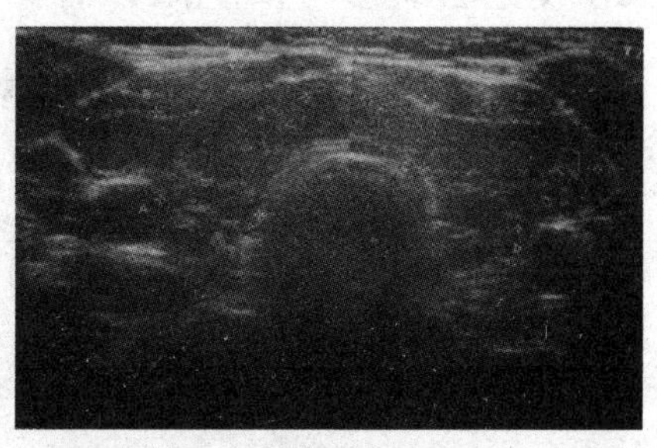

图32　桥本甲状腺炎影像检查结果

2）表面凹凸不平，形成结节

状表面，形态僵硬，边缘变钝，探头压触有硬物感。

3）腺体内为不均匀低回声，见可疑结节样回声，但边界不清，不能在多切面上重复，有时仅表现为局部回声减低，有的可见细线样强回声形成不规则的网格样改变。

4）内部可有小的囊性变。

（3）彩色多普勒声像表现　早期患者甲状腺内血流较丰富，有时几乎呈火海征，甲状腺上动脉流速偏高、内径增粗，但动脉流速和阻力指数明显低于甲亢，且频带宽，舒张期波幅增高，无甲亢症状，可相鉴别。晚期患者血流减少。

197. 如何诊断桥本甲状腺炎

桥本甲状腺炎的诊断条件：

（1）甲状腺肿大、韧，有时峡部大或不对称，或伴结节。

（2）高氯酸钾排泌实验阳性，甲状腺扫描核素不均匀分布。

（3）FT3、FT4、TSH 随不同甲功状态而不同，甲状腺摄 ^{131}I 率可低、可高、可正常。增高 ^{131}I 摄取率，可被 T3 抑制试验抑制。

（4）TGAb、TMAb 血凝法≥ 1∶1560，放免法＞ 60%，或 TPO-Ab 放免法＞参考值上限，有利于桥本甲状腺炎的诊断。

（5）甲状腺穿刺活检方法简便，有确诊价值。

以上诊断条件中，专家们认为，在疑及本病时，甲状腺抗体阳性和 TSH 水平升高对建立诊断已足够，已开始淡化甲状腺穿刺的应用。

198. 桥本甲状腺炎如何治疗

（1）补充甲状腺素治疗

1）桥本甲状腺炎有甲减者　长期 L-T4 替代治疗，起始剂量可视具体情况而定。年龄较轻或未合并心脏病者可完全替代剂量起始，约 1.6~1.8g/（kg·d）；TSH ≤ 10mIU/L 者则以 25~50 μg/d 起始；年龄较大或合并心脏病者以低剂量起始，即 12.5~25 μg/d。

开始治疗后每 4~6 周检测 TSH，根据 TSH 水平调整 L-T4 剂量，剂量调整幅度为 12.5~25 μg/d，直至将 TSH 控制在正常参考范围内。TSH 达标前，每 4~6 周检测 1 次，达标后则每 4~6 个月检测 1 次。

妊娠期患者应增加 L-T4 剂量，完全替代剂量可以达到 2.0~2.4 μg/（kg·d）。

2）桥本甲状腺炎有亚临床甲减者　治疗同上，剂量偏小。据估计 L-T4 治疗 1 年，亚临床甲减者约 24% 患者甲功可恢复正常。这种甲功恢复可能与 TSBAb 消亡，或是细胞毒作用停止，或是锂盐、乙胺碘复酮或其他含碘物消失有关。甲功恢复在 T4 减量或停用后确立。

下列情况应做缓解检查：①分娩 1 年内；②进食高碘或低碘食物者；③用细胞因子治疗的患者。

3）桥本甲状腺炎甲功正常者　如无症状，甲状腺较小，也可随访观察，不急于治疗；甲肿明显者可给 L-T4 治疗。不考虑最初 TSH 水平，50%~90% 患者在 T4 治疗 6 个月后甲状腺体积平均缩小 30%，甲状腺硬度也可有所缓解。

（2）糖皮质激素治疗　尽管本病为器官特异性的自身免疫病，

但一般不使用激素治疗。当亚急性起病，甲状腺疼痛、肿大明显时，可加用泼尼松 20~30mg/d，好转后逐渐减量，用药 1~2 月。

桥本氏脑病时可用激素冲击治疗：甲强龙 1g/d，5 天后可减为口服激素；IgG4 桥本甲状腺炎早期也可使用糖皮质激素诱导病情缓解。

（3）外科治疗　仅在高度怀疑合并癌或淋巴瘤时采用。术后终生 L–T4 替代治疗。

（4）桥本甲亢可用硫脲类药物抗甲亢治疗，一般不用 ^{131}I 治疗，也不选手术治疗；桥本一过性甲亢，甲亢为症状性，给 β 受体阻滞剂对症处理即可。

199. 何为桥本甲亢

桥本甲亢（Hashitoxicosis）是指桥本甲状腺炎和格雷夫斯甲亢共存，甲状腺同时有两种病的组织学改变。临床可见到典型甲亢表现和实验室检查结果如下：

（1）具有甲状腺毒症表现　怕热多汗、细震颤、心动过速、体重减轻等。

（2）甲状腺增大，有血管杂音。

（3）部分患者有浸润性突眼、胫前黏液性水肿等。

（4）高滴度 TMA/TPO–Ab、TGA，且 TRAb（TSAb）阳性。

（5）甲状腺摄 ^{131}I 亢进，不被 T3 抑制试验所抑制；TRH 兴奋试验不兴奋。

（6）过氯酸钾排泌实验可（–）或（+）。

常需抗甲亢药物治疗，但手术及同位素治疗慎用，较易发生永久性甲减。

200. 何为桥本假性甲亢

桥本假性甲亢或称桥本一过性甲亢，可能同炎症破坏了正常甲状腺滤泡上皮，使原储存在滤泡里的甲状腺激素漏入血循环有关，为非甲亢型的甲状腺毒症。甲状腺毒症为本病的部分临床表现，但甲状腺活检无甲亢表现。TSAb（-），甲状腺吸 ^{131}I 正常或降低，少数升高者可被 T3 抑制试验所抑制，TRH 兴奋试验可兴奋，高氯酸钾排泌试验可阳性。甲状腺毒症可短期内消失，不需抗甲亢药物治疗，或对症给小量普萘洛尔即可。

201. 何为亚急性发作的桥本甲状腺炎

亚急性发作的桥本甲状腺炎起病较急，甲状腺增大较快，可伴疼痛，需与亚甲炎鉴别。无 T3、T4 升高而甲状腺吸 ^{131}I 降低的分离现象，无发热等全身症状，TMA/TPO-Ab（+）、TGA（+），后期可出现甲减。

罕见有桥本甲状腺炎合并亚甲炎的情况，我们曾在国内报告 2 例共存病例。其诊断依靠临床特征、实验室检查和组织病理学的综合分析。提示符合亚甲炎 Iitaka 标准 4 条以上的典型亚甲炎或病理诊断的亚甲炎，伴 TMA/TPO-Ab（+）、TGA（+），且抗体滴度持续性显著升高者，应怀疑二病共存。

202. 桥本甲状腺炎为何会合并浸润性突眼

浸润性突眼,又称恶性突眼、格雷夫斯眼病或甲状腺相关性眼病。

本病是一种能和自身免疫性甲状腺病——格雷夫斯甲亢、桥本甲状腺炎和特发性甲减共存，与其中三病形成各种重叠，又能独立存在的眼外肌和球后组织的自身免疫病。

本病病理表现为眼外肌和球后组织有大量单核细胞浸润，成纤维细胞活动，黏蛋白成分增加，水分增加和不同程度的纤维化。全部眼外肌均受累，解剖发现眼外肌和球后组织外观肿大，质地韧，硬如橡皮。简言之，本病是自身免疫紊乱引起的针对眼外肌和球后组织的器官特异性自身免疫病。

浸润性突眼与格雷夫斯甲亢、桥本甲状腺炎或特发性甲减关系密切，统称为自身免疫性甲状腺病；非自身免疫甲状腺毒症，如垂体性甲亢、碘甲亢等不伴该类突眼；非自身免疫的甲状腺炎，如急性化脓性甲状腺炎、亚急性甲状腺炎也不伴有浸润性突眼。

203. 何为多发性内分泌腺自身免疫综合征，与桥本甲状腺炎有何关联

两个或多个内分泌腺同时或先后受累的自身免疫病，称为多内分泌腺自身免疫综合征（autoimmunepolyglandularsyndrome，APS），本病临床少见，可分为Ⅰ型和Ⅱ型。

APS Ⅱ型的典型组合为桥本氏甲状腺炎合并 Adison' 病。1926 年由 Schmidt 尸检 2 例死于 Adison' 病患者，发现甲状腺和肾上腺皮质有相同的病理组织学改变，遂报告于世。又被称 Schmidt 综合征。

APS Ⅱ型常表现为 2 个以上病变组合：Adison' 病、桥本甲状腺炎、卵巢早衰、1 型糖尿病、垂体功能减退等；除以上内分泌疾病外，APS Ⅱ型还可合并非内分泌疾病，如恶性贫血、白斑、慢性活动性肝炎、干燥综合征、重症肌无力等。

本病常在成人期发病，为常染色体显性遗传病，与 HLA-B8、DR3/DR4 相关，与第 6 号染色体遗传基因连锁，可累及家族多代。

204. 桥本甲状腺炎合并淋巴瘤或甲状腺癌有何表现

报告称桥本甲状腺炎合并癌的发生率为 5%~22.5%，尤其甲状腺内有孤立结节者。Off 报告 146 例本病有孤立冷结节者，手术证实合并癌达 32%。甲状腺淋巴瘤同桥本甲状腺炎关系密切，有报告组织学确诊的 30 例淋巴瘤患者中有桥本甲状腺炎病理改变者达 80%。具有下列情况应想到合并癌或淋巴瘤的可能，应作穿刺或切开活检：

（1）甲状腺疼痛明显，甲状腺素治疗和一般对症处理无效。

（2）甲状腺素治疗后甲状腺不见缩小反而增大。

（3）甲状腺肿大伴邻近淋巴肿大或有压迫症状。

（4）腺内有冷结节，不对称，质硬，单个者。

205. 儿童桥本甲状腺炎有何临床及实验室检查特征

儿童桥本甲状腺炎约占儿童甲状腺肿 40% 以上，多见于 9~13

岁儿童，5 岁以下罕见。

同成人相比，儿童桥本甲状腺炎的甲状腺质韧硬如橡皮较成人为少，伴结节较少；TMA/TPO-Ab 和 TGA 滴度较成人为低，阴性病例较成人多见；病理类型以淋巴细胞型多见。易误诊为单纯性或青春期甲状腺肿。

206. 何为桥本脑病

桥本脑病（Hashimoto’sencephalopathy，HE）是一种可表现为痫性 / 卒中样发作、精神异常等多种临床症状，血清抗甲状腺抗体滴度增高，对糖皮质激素治疗反应良好的脑病。

1966 年，由 Brain 等首次报道一例 40 岁男性患者主要表现为难以解释的复发性、可自行缓解的卒中样发作及昏迷，此异常表现仅见于桥本甲状腺炎。其后，许多文献报道了多种中枢神经系统功能异常与 HT 的关系。

专家估计 HE 发病率约 2.1/10 万（至今报道仅百余例），平均发病年龄 44 岁，男女比例为 1∶4，约 1/5 患者小于 18 岁，儿童中青春期女性更常见。

207. 桥本脑病与桥本甲状腺炎有何关系

桥本甲状腺炎（Hashimoto’s Thyroiditis，HT）是甲状腺器官特异性的自身免疫病。研究发现，HE 和 HT 在甲状腺组织和中枢神经系统的血管内皮细胞中存在共有抗原，可诱导产生共同的抗 α – 烯醇化酶抗体；诱导交叉抗原抗体反应可导致自身免疫性脑血管炎发生（淋巴瘤形成），其中自身免疫介导的微血管病变，可引起微血管破坏、脑部血流低灌注，导致脑播散性脱髓鞘反应，形成脑水肿。

TPOAb 是一类抗体依赖性细胞毒反应和致敏 T 细胞的杀伤作用的抗体，是造成 HT 甲状腺组织损伤的主要免疫因素。此类抗体在 HE 患者的脑脊液中存在，在血液中升高。因此，HE 和 HT 关系密切，前者可能是后者的特殊临床表现。

208. 桥本脑病有何临床和实验室表现

临床上，桥本脑病可分为两大类型：

（1）血管炎型　以多发性脑卒中为特征。表现为头痛、一侧不完全性瘫痪、失语、震颤、共济失调、平衡障碍、认知缺失、肌阵挛、癫痫、意识障碍、昏迷。

（2）弥漫进展型　以痴呆及精神症状为主。常见于儿童和青少年，表现为幻觉、妄想、记忆减退、注意力不集中、定向障碍、进行性痴呆、大小便失禁、癫痫性 / 卒中样发作、意识障碍、昏迷。

桥本脑病的实验室检查主要有：

（1）甲状腺功能缺乏特异性；血清抗甲状腺抗体升高，疾病的严重程度无相关性。

（2）脑脊液抗神经元抗体和抗 α－烯醇化酶抗体阳性、蛋白升高，淋巴细胞升高，细胞数正常。

（3）脑脊液中 TPOAb（+）、TGAb（+）。

（4）脑电图广泛慢波、三相波、癫痫波。脑电图异常常与临床症状相关，治疗症状好转后，脑电图异常也随之改善。

209. 桥本脑病影像学表现如何

半数患者 CT 或 MRI 异常，主要有以下表现：

（1）特异性局灶病变。

（2）弥漫性皮质下白质长 T2 信号。

（3）脑萎缩。

（4）局灶性皮质异常。

（5）异常信号是可逆的或随时间可发生变化。

210. 如何诊断桥本脑病

（1）主要标准

1）存在自身免疫性甲状腺疾病（桥本甲状腺炎）。

2）存在血清甲状腺素水平不能解释的症状。

3）无其他可能原因的急性或者亚急性神经或者精神症状。

4）排除其他已知的脑病的原因，如细菌性、病毒性、真菌性感染；代谢性脑病。

5）对糖皮质激素治疗反应良好。

（2）次要标准

1）血清或脑脊液中的抗甲状腺自身抗体升高。

2）脑脊液蛋白升高而脑脊液细胞不增多。

3）脑电图的非特异性异常。

（3）临床诊断标准（分 3 类）

1）肯定诊断：主要标准 + 次要标准的全部。

2）可能诊断：主要标准 +1 条次要标准。

3）疑似诊断：只有主要标准。

211. 如何治疗桥本脑病

（1）皮质类固醇冲击治疗　甲强龙 1g/d 冲击治疗，5 天后可减为口服激素。

（2）免疫抑制　硫唑嘌呤、环磷酰胺、氨甲喋呤。

（3）丙种球蛋白

（4）血浆置换

212. 何为 IgG4 相关性疾病

血清中有多种免疫球蛋白，其中免疫球蛋白 G（IgG）分子量约为 150KDa，约占血清中免疫球蛋白总含量的 75%。正常人的 IgG 包括 4 个亚型，IgG4 含量最少，只占 IgG 总量的 1%~7%。

2012 年，世界上统一规范命名了一种新的疾病——IgG4 相关性疾病（IgG4-relateddisease，IgG4-RD）。这是一种由免疫介导的慢性、系统性、自身炎症性疾病。该病的主要临床特征是受累器官肿胀、纤维化和硬化，受累组织和器官有大量淋巴细胞和浆细胞浸润，形成生发中心，特别是 IgG4 阳性浆细胞浸润突出。患者血清 IgG4 水平显著增高。

IgG4 相关疾病的临床谱广泛，累及多器官或组织，包括胰腺、肝胆系统、唾液腺、泪腺、淋巴结、冠状动脉、垂体、甲状腺。本病涉及众多临床专业科室，患者可能因不同脏器受累表现而首诊于不同专科。

213. 何为 IgG4 桥本甲状腺炎

IgG4 相关性疾病临床谱广泛，累及多器官或组织。累及甲状腺时，有大量淋巴细胞浸润甲状腺，并形成生发中心，特别是 IgG4 阳性浆细胞浸润突出，血清 IgG4 水平显著增高。甲状腺自身抗体 TGAb 和 TPO-Ab 水平较一般桥本甲状腺炎更高。甲状腺炎表现出间质纤维化和滤泡细胞变性更为明显。因此，专家认为 IgG4 桥本甲状腺炎可能是桥本甲状腺炎的一个特殊亚型，一个快速进展、破坏性更高的亚型。

214.IgG4 桥本甲状腺炎的甲状腺活检有何特征性表现

特征性的形态学特点为：大量单个核细胞浸润、席纹状纤维化、阻塞性静脉炎。免疫组化染色发现大量的 IgG4 阳性浆细胞浸润，每高倍镜视野 IgG4 阳性浆细胞＞ 30 个，且 IgG4 阳性与 IgG+ 浆细胞的比值＞ 50%，高度提示 IgG4-RD。

然而，多种疾病（如抗中性粒细胞胞浆抗体相关性血管炎、多种恶性肿瘤等）的病理表现可与 IgG4-RD 相似，应注意鉴别。

215.IgG4桥本甲状腺炎有何临床表现

（1）患者年纪较轻。

（2）病程进展迅速。

（3）男女性别比例差异相对较小。

（4）甲状腺自身抗体TGAb和TPOAb水平更高。

（5）血清IgG4水平升高。

（6）更容易发生甲状腺功能减低。

（7）超声检查显示甲状腺呈弥漫性肿大，低回声。

（8）甲状腺活检显示明显的间质纤维化以及甲状腺滤泡上皮细胞的重度变性。

216.IgG4桥本甲状腺炎如何治疗

（1）激素　早期炎性反应期可用糖皮质激素进行有效的缓解诱导，可改善甲状腺功能，缓解疼痛，延缓纤维化过程。对于已经形成纤维化，激素作用不大的患者，激素治疗有争议。

（2）免疫调节剂　环磷酰胺、利妥昔单抗、硼替佐米。

（3）手术　长期高度纤维化病灶，对药物反应差；甲状腺肿大有压迫症状或怀疑恶变，可手术切除甲状腺，术后L-T4替代治疗。

217.如何诊断和治疗慢性侵袭纤维性甲状腺炎

慢性侵袭纤维性甲状腺炎由Riedel于1896年首先报道，故又称为 Riedel's 甲状腺炎，本病极为少见，美国 MayoClinic 曾在 56700 名甲状腺切除患者中发现该病 37 例。

本病多见于 30~60 岁女性，女性∶男性为 3∶1。病因未明，病理特征是甲状腺结构破坏，被大量纤维组织所取代。病变常超出甲状腺范围，侵袭周围组织，产生邻近器官的压迫症状，如吞咽困难、呼吸困难、声嘶、喉鸣等。甲状腺可保持正常轮廓，质坚如石，不痛，不和皮肤粘连，不随吞咽活动，周围淋巴结不大，通常甲功正常，甲状腺组织完全被纤维组织取代后可致甲减。本病可累及一叶或整个腺体，可伴有其他部位纤维化，如纵隔、腹膜后、泪腺、胆囊等纤维化。

实验室检查：^{131}I 摄取率、T3、T4、TSH 等多正常。甲状腺扫描，未受累部分正常，受累部分无核素分布。TGA 可阳性，但远较桥本甲状腺炎低。

本病确诊依赖甲状腺切开活检，由于腺体极硬，针刺活检常不满意。

本病以甲状腺素治疗无效，糖皮质激素疗效不肯定。有明显压迫症状者应手术治疗，术后用甲状腺激素替代治疗。

218. 什么是甲状腺结节

甲状腺细胞在局部异常生长所产生的散在的团块或包块样组织结构，被称为甲状腺结节。甲状腺结节可被触诊感知，但对于触及有“结节”而 B 超未证实的“结节”，不能诊断为甲状腺结节。体检未能触及而在影像学检查偶然发现的结节称作“甲状腺意外结节”。

219. 甲状腺结节是肿瘤吗，结节怎么分类

甲状腺结节很常见，少部分是肿瘤，大部分不是。一般人群中，甲状腺结节通过触诊的检出率为 3% ~7%，借助高分辨率超声的检出率可高达 20% ~76%。其中 5% ~15% 为恶性甲状腺结节，即甲状腺癌，大部分是良性结节。

依据病因，甲状腺结节可分为 4 类：

（1）甲状腺肿　增生性结节性甲状腺肿、毒性结节性甲状腺肿、自主性高功能甲状腺结节。

（2）肿瘤性结节　良性肿瘤、恶性肿瘤。

（3）囊肿

（4）炎症性结节　感染性（亚甲炎）和非感染性（桥本甲状腺炎）。

肿瘤性结节只是其中的一类。大部分结节是良性的。

220. 体检超声发现有甲状腺结节，怎么办

拿到超声报告后，若有甲状腺结节，不用惊慌，可对照表 17 看一看有无所列的恶性结节的特定征象，如无，则良性结节的可能性很大；拿不准则进一步咨询专科医师，做进一步评估。恶性结节具有特定的超声征象，见表 17。

表 17 甲状腺恶性肿瘤具有特定的超声征象

征象	敏感性	特异性
低回声	81%（48%~90%）	53%（36%~92%）
形态不规则	55%（17%~84%）	80%（62%~85%）
缺少晕环	66%（33%~100%）	43%（30%~77%）
微钙化	44%（26%~73%）	89%（69%~98%）
内部血流增多	67%（57%~74%）	81%（49%~89%）

数据来自天津科技翻译出版有限公司出版的《甲状腺疾病超声诊断图谱》

221. 患甲状腺恶性结节的危险因素有哪些

甲状腺恶性结节的危险因素有：

（1）童年期头颈部放射线照射史或放射性尘埃接触史。

（2）全身放射治疗史。

（3）有分化型甲状腺癌、甲状腺髓样癌、多发性内分泌腺瘤病2型（MEN2型）、家族性多发性息肉病、某些甲状腺癌综合征（如Cowden综合征、Carney综合征、Werner综合征和Gardner综合征等）的既往史或家族史。

（4）男性。

（5）结节生长迅速。

（6）伴持续性声音嘶哑、发音困难，并可排除声带病变（炎症、息肉等）。

（7）伴吞咽困难或呼吸困难。

（8）结节形状不规则、与周围组织粘连固定。

（9）伴颈部淋巴结病理性肿大。

 222. 哪些实验室检验对筛查甲状腺恶性结节有价值

（1）血清 TSH 水平　TSH 水平降低的甲状腺结节患者，其结节为恶性的可能性比 TSH 水平正常或升高者低。

（2）甲状腺球蛋白（Tg）　Tg 是甲状腺产生的大分子特异性蛋白，由甲状腺滤泡上皮细胞分泌，储存在甲状腺滤泡的胶质中，当滤泡有损伤时，才会引起血中含量升高。多种甲状腺疾病可引起血清 Tg 水平升高，包括分化型甲状腺癌（DTC）、甲状腺肿、甲状腺组织炎症或损伤、甲亢等，因此血清 Tg 不能鉴别甲状腺结节的良恶性。由于分化性甲状腺癌（DTC）细胞也能合成 Tg，则经过手术切除和清甲清灶治疗 DTC，在随访中发现血中 Tg 水平升高，预示 DTC 复发。

（3）降钙素（Ct）　由甲状腺滤泡旁细胞（C 细胞）分泌。血清 Ct ＞ 100ng/L 提示甲状腺有甲状腺髓样癌风险。

223. 如何通过超声检查鉴别甲状腺结节良恶性

某些超声征象有助于鉴别甲状腺结节的良恶性。下述 2 种超声改变的甲状腺结节几乎全部为良性：

（1）纯囊性结节（图 33）。

（2）由多个小囊泡占据 50% 以上结节体积、呈海绵状改变的结节，99.7% 为良性。

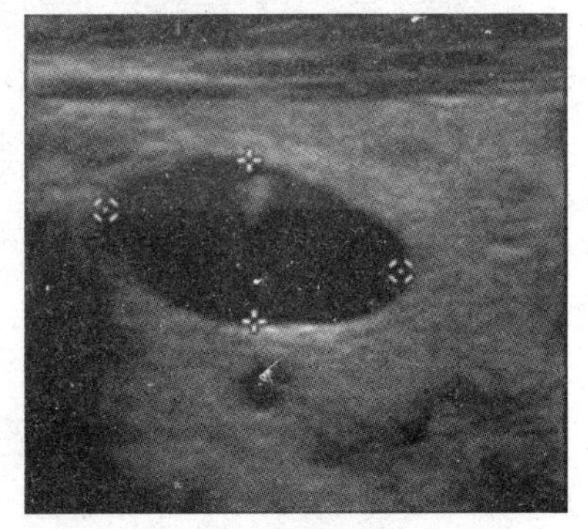

图 33　超声为囊性，结节内全部成分为囊液

以下超声征象提示甲状腺癌的可能性大：

（1）实性低回声结节。

（2）结节内血供丰富（TSH 正常情况下）。

（3）结节形态和边缘不规则，晕圈缺如。

（4）微小钙化、针尖样弥散分布或簇状分布的钙化（图 34）。

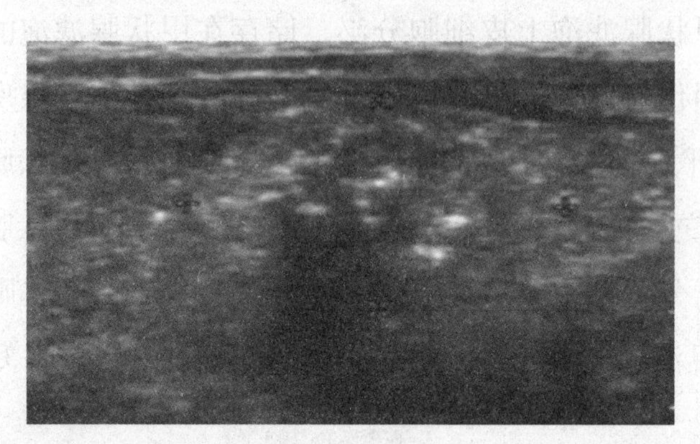

图 34　乳头状癌结节有很多点状钙化

（5）同时伴有颈部淋巴结超声影像异常　淋巴结呈圆形（最小径 / 最大径≥ 0.5，或最小径＞ 5mm），边界不规则或模糊，内部回声不均，内部出现钙化，皮髓质分界不清，淋巴门消失或囊性变等。

通过超声检查鉴别甲状腺结节良恶性的能力与超声医师的临床经验相关。近年来，弹性超声和甲状腺超声造影技术在评估甲状腺结节中的应用日益增多，其临床价值有待进一步研究。推荐所有甲状腺结节患者均应行颈部超声检查。

224. 甲状腺结节在核素显像中有何表现

甲状腺核素 ^{131}I 或 99Tc 显像适用于评估直径＞ 1cm 的甲状腺结

节。受显像仪分辨率所限，直径＜1cm的甲状腺结节不用做该项检查。

甲状腺结节在核素 ^{131}I或99Tc显像有4种表现　热结节、温结节、凉结节和冷结节。

225. 何为“热结节”、“冷结节”，何为“温结节”和“凉结节”，各有何种诊断价值

用同位素 ^{131}I或99Tc扫描甲状腺时，不同病因的结节，其摄 ^{131}I或摄99Tc的能力不同，因而有不同的征象，这对鉴别结节的性质有一定的价值（图35）。

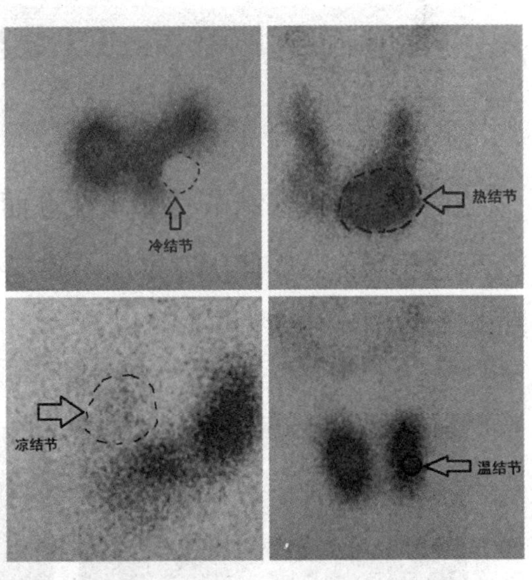

图35　不同摄碘功能的结节扫描图

（1）热结节　结节的放射性明显高于周围的甲状腺组织，属于高功能结节，多为良性病变，一般不需作细针甲状腺穿刺吸取细胞学检查（FNAB，简称甲穿）。患者可有甲亢表现。

专家建议：直径＞1cm且伴有血清TSH降低的甲状腺结节应行 ^{131}I或99Tc核素显像，以判断结节是否有自主摄取功能。

（2）温结节　结节的放射性同周围甲状腺组织无区别，扫描不能发现结节，必须结合触诊来确定，多见良性病变。

（3）凉结节　结节放射性低于周围甲状腺组织，多见良性病变，也见于恶性肿瘤。

（4）冷结节　结节不摄核素，无放射显影。可见于多种良性病变，如腺瘤、囊肿、出血、纤维化和桥本甲状腺炎等；也可见于甲状腺癌，特别是单发的冷结节，据报道称在青少年男性中，癌的发生率可高达 1/4。

226.CT、MRI 和 PET 检查在甲状腺结节评估中的作用如何

在评估甲状腺结节良、恶性方面，CT 和 MRI 检查不优于超声检查（图 36）。因此，专家们不建议在评估甲状腺结节良、恶性时常规选用 CT 和 MRI 检查。

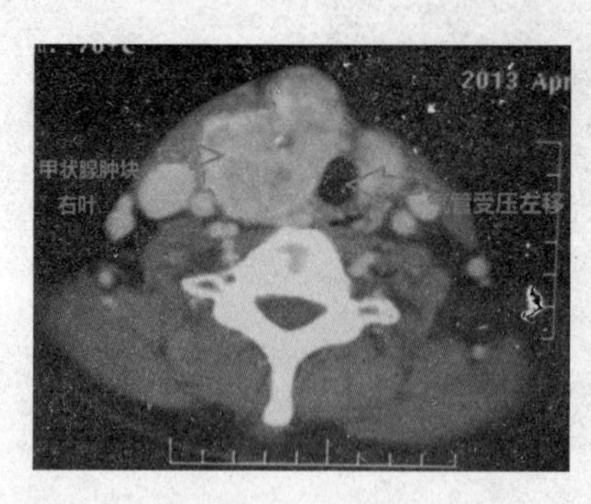

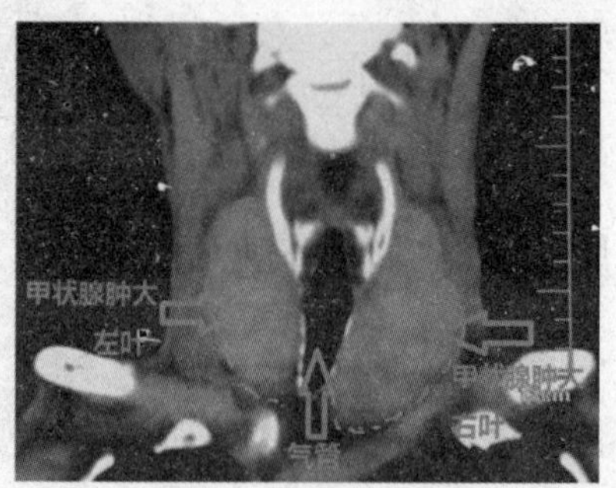

图 36

拟行手术治疗的甲状腺结节，术前可行颈部 CT 或 MRI 检查，显示结节与周围解剖结构的关系，寻找可疑淋巴结，协助制订手术方案。为了不影响术后可能进行的 ^{131}I 显像检查和 ^{131}I 治疗，CT 检

查中应尽量避免使用含碘造影剂。

PET-CT显像（正电子发射计算机体层摄影）能够反映甲状腺结节摄取和葡萄糖代谢的状态。但并非所有的甲状腺恶性结节都能在PET检查中表现为阳性，而某些良性结节也会有阳性表现，因此，单纯依靠PET显像不能准确鉴别甲状腺结节的良恶性。从而专家们也不建议PET-CT作为评估甲状腺结节的常规检查。

227. 细针甲状腺穿刺吸取细胞学检查在甲状腺结节评估中有何作用

甲状腺细针穿刺吸取活检诊断甲状腺疾病是快速、简便而准确的诊断方法。本法费用低，诊断快，正确率高，并发症罕见，接近无损伤性，已在全国广泛开展（图37）。

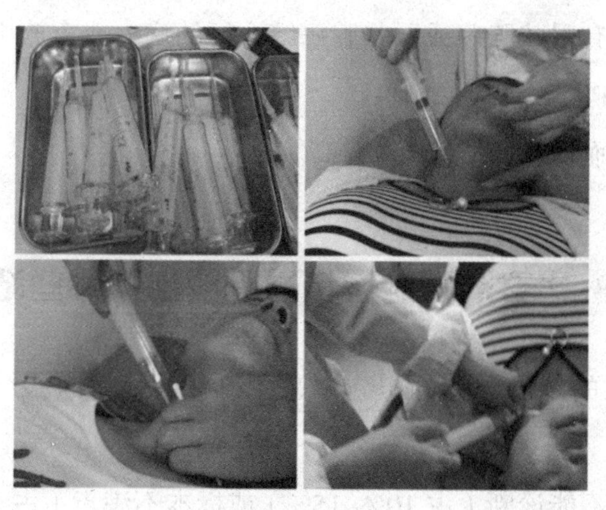

图37　甲穿

手术证实甲穿诊断甲状腺癌的灵敏度为83%，特异性为92%，阳性预测值为75%，假阴性率和假阳性率均为5%。甲穿不能区分甲状腺滤泡状癌和滤泡细胞腺瘤。术前甲穿检查有助于减少不必要的甲状腺结节手术，并帮助确定恰当的手术方案。

我国指南建议：凡直径＞1cm的甲状腺结节，均可考虑甲穿检查。但在下述情况下，甲穿不作为常规检查：

（1）经甲状腺核素显像证实为有自主摄取功能的热结节。

（2）超声提示为纯囊性的结节。

（3）根据超声影像已高度怀疑为恶性的结节。

凡直径＜1cm的甲状腺结节，不推荐常规行甲穿检查。但如果存在下述情况，建议考虑在超声引导下行甲穿检查：

（1）超声提示结节有恶性征象。

（2）颈部淋巴结超声影像异常。

（3）童年期有颈部放射线照射史或辐射污染接触史。

（4）有甲状腺癌或甲状腺癌综合征的病史或家族史。

（5）PET-CT显像阳性。

（6）血清CT水平异常升高。

228. 甲穿的细胞学诊断可能出现哪些结果

FNAB的细胞学诊断报告多采用Bethesda诊断系统，该系统共分为6类：

（1）不能诊断（占10%~15%）或标本不满意（占1%~10%）。

（2）良性（占70%~75%）。

（3）意义不明确的细胞非典型病变或意义不明确的滤泡性病变。

（4）滤泡性肿瘤或怀疑滤泡性肿瘤。

（5）可疑恶性。

（6）恶性（占5%左右）。

结果为良性，避免手术；恶性，应尽快手术治疗；可疑恶性，手术探查或再次甲穿。一次穿刺活检未能明确诊断，属于（1）、（3）及（4）类结果，患者必要时可于3个月后重复穿刺活检。

229. 甲穿会不会引起癌症的转移、扩散

美国纽约斯隆凯特琳纪念医院已开展甲穿80余年，瑞典卡洛林斯卡学院医院已开展甲穿50年，西安交大一附院已开展甲穿40年，未发现有癌细胞经穿刺针道转移或扩散的病例。因此，国内外专家一致认为甲穿是安全的，患者完全不必有此顾虑。

230. 如何提高甲穿检查的成功率和准确率

与触诊下甲穿相比，超声引导下甲穿的取材成功率和诊断准确率更高。为提高甲穿检查的准确性，可采取下列方法：

（1）在同一结节的多个部位重复穿刺取材。

（2）在超声提示可疑征象的部位取材。

（3）在囊实性结节的实性部位取材，同时进行囊液细胞学检查。

（4）经验丰富的操作者和细胞病理诊断医师是必需的。

（5）患者积极配合也是保证甲穿检查成功率和诊断准确性的重要环节。

231. 经甲穿检查仍不能确定甲状腺结节良、恶性，怎么办

经甲穿检查仍不能确定甲状腺结节是良性还是恶性的，可对穿刺标本进行某些甲状腺癌的分子标记物检测，如 BRAF 突变、Ras 突变、RET/ 甲状腺乳头状癌（PTC）重排等，能够提高确诊率。检测术前穿刺标本的 BRAF 突变状况，还有助于 PTC 的诊断和临床预后预测，便于制订个体化的诊治方案。

232. 如何复查甲状腺结节

（1）多数甲状腺良性结节，可每隔 6~12 个月进行复查。

（2）对暂未接受治疗的可疑恶性或恶性结节，复查间隔可缩短。每次复查必须进行问诊和体格检查，并复查颈部超声。

（3）部分患者（初次评估中发现甲状腺功能异常者，或接受过手术、TSH 抑制治疗或 ^{131}I 治疗者）还需复查甲状腺功能。

（4）如在复查中发现下列情况，应进一步检查，包括甲穿或再次甲穿：

1）结节明显长大：B 超发现体积增大 50% 以上，或至少有 2 条径线增加超过 20%（并且超过 2mm）。

2）患者声音嘶哑、呼吸 / 吞咽困难、结节固定、颈部淋巴结肿大等。

3）囊实性结节的实性部分明显增大者。

233. 如何治疗良性甲状腺结节

多数良性甲状腺结节（图 38）仅需定期随访，无须特殊治疗。

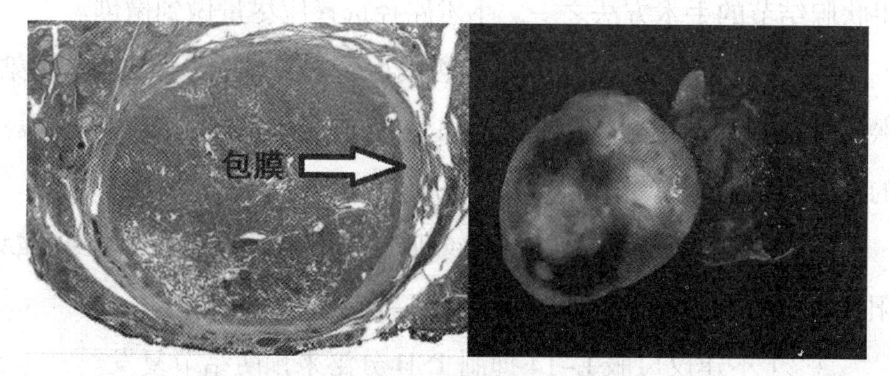

图 38 良性的甲状腺腺瘤有完整的包膜

少数情况下，可选择手术治疗或者其他治疗方法。良性甲状腺结节有下列情况可考虑手术治疗：

（1）出现与结节明显相关的局部压迫症状。

（2）合并甲状腺功能亢进，内科治疗无效者。

（3）甲状腺结节位于胸骨后或纵隔内。

（4）结节进行性生长，临床考虑有恶变倾向或合并甲状腺癌高危因素。

（5）因美容需要或畏惧心理严重而要求手术者。

234. 良性甲状腺结节的手术治疗有哪些注意事项

（1）彻底切除甲状腺结节的同时，尽量保留正常甲状腺组织。

（2）慎重使用全/近全甲状腺切除术。除非结节数量多且弥漫性分布于双侧甲状腺，术中难以保留较多正常甲状腺组织。

（3）术中应注意保护甲状旁腺和喉返神经。

（4）内镜甲状腺手术　因其良好的术后外观效果，可作为良性甲状腺结节的手术方法之一。手术路径选择应尽量做到微创。

（5）手术治疗后，应观察是否发生手术并发症（如出血、感染、喉返神经损伤、甲状旁腺损伤等）。有丰富手术经验的医院并发症的发生率很低。

（6）术后有可能发生甲减或亚临床甲减，TPOAb 和 / 或 TgAb 阳性者更易发生甲减，此时应给予 L–T4 补充治疗。

（7）不建议口服 L–T4 抑制 TSH 分泌来预防结节复发。

235. 良性甲状腺结节可以采用药物治疗吗

（1）多数良性甲状腺结节无须特殊治疗，仅需定期随访。如为良性的甲状腺腺瘤，可择期手术切除，药物治疗无效。

（2）在碘缺乏地区，地方性甲状腺肿伴结节者，TSH 抑制治疗可能有助于缩小结节、预防新结节出现、缩小甲状腺肿的体积；方法是口服 L–T4 将血清 TSH 水平抑制到正常低限甚至低限以下，以减低 TSH 对甲状腺细胞的促生长作用，达到缩小甲状腺结节的目的。

（3）在非缺碘地区，TSH 抑制治疗虽然也可能缩小结节，但其长期疗效不确切，停药后可能出现结节再生长，不建议常规使用。

（4）一般采取 TSH 部分抑制方案，即将 TSH 抑制在 0.4~0.6mU/L。与完全抑制方案将 TSH 抑制到小于 0.1mIU/L 相比，减小结节的疗效相当。

（5）TSH 完全抑制方案导致亚临床甲亢，会引发一些不良反应，如心率增快、心房颤动、左心室增大、心肌收缩性增加、舒张功能受损等，这对老年人十分有害，也会加重围绝经期妇女骨质疏松。因此，这个方案对良性甲状腺结节治疗，一不安全，二没必要，三不采取。

236. 良性甲状腺结节可以应用 ^{131}I 治疗吗

^{131}I 主要用于治疗有自主摄取功能并伴有甲亢的良性甲状腺结节（高功能甲状腺瘤或高功能甲状腺结节）；对虽有自主摄取功能但不伴甲亢的结节，也可作为治疗选择之一。治疗高功能甲状腺结节的 ^{131}I 的剂量较 Graves 病为大，多主张 1 个疗程 1 次大剂量给 ^{131}I，以达到破坏甲状腺腺瘤组织的目的。为避免放射性损伤，可在 ^{131}I 治疗前数天服用甲状腺素，抑制腺瘤周围甲状腺组织的摄 ^{131}I 功能。

出现压迫症状或位于胸骨后的甲状腺结节，需手术治疗，不推荐 ^{131}I 治疗；妊娠期或哺乳期是 ^{131}I 治疗的禁忌。

^{131}I 治疗后 2~3 个月，有自主功能的结节可逐渐缩小，甲状腺体积平均减少 40%；伴有甲亢者在结节缩小的同时，甲亢症状、体征和相关并发症可逐渐改善，甲状腺功能指标可逐渐恢复正常；治疗 4~6 个月后甲亢仍未缓解、结节无缩小，考虑再给予 ^{131}I 治疗或采取其他治疗方法。

^{131}I 治疗后，约 10%的患者于 5 年内发生甲减，随着时间延长，甲减发生率逐渐增加。建议治疗后每年至少检测 1 次甲状腺功能，发现甲减，及时给予 L-T4 口服。

237. 除手术、药物和放射碘外，还有哪些治疗甲状腺良性结节的方法

（1）超声引导下经皮无水酒精注射（PEI）　对甲状腺良性囊肿和含有大量液体的甲状腺结节有效，不适用于单发实质性结节或多结节性甲状腺肿。

（2）经皮激光消融术（PLA）和射频消融（RFA）等　指南不建议常规使用这些非手术方法治疗良性甲状腺结节。采用这些方法治疗前，必须先排除恶性结节的可能。

238. 我国儿童甲状腺结节发病情况如何

儿童甲状腺结节的患病率低于成人。美国确诊儿童甲状腺结节的患病率约为 2%，年发病率约 7%。我国儿童超声诊断甲状腺结节的患病率为 7.04%，男女比为 1∶1.4。

儿童的甲状腺恶性结节多为分化型甲状腺癌（DTC），甲状腺髓样癌（MTC）只占约 5%。10 岁以上的儿童甲状腺癌患者中，女性患病高于男性。

对儿童甲状腺结节的评估，包括病史、体检、实验室指标、影像学检查和甲穿，与成年患者基本相同。甲穿诊断儿童甲状腺癌的敏感性为 86% ~100%，特异性为 65% ~90%。

对儿童甲状腺结节的治疗，也与成年患者基本相同。手术是儿童甲状腺恶性 / 可疑恶性结节的主要治疗手段。

239. 儿童甲状腺结节治疗与成人治疗有何不同

对儿童甲状腺结节的诊治处理，在下述几个方面与成年患者有所不同：

（1）慎行颈部 CT 检查，因为大剂量的放射线暴露可能增加儿童甲状腺结节的恶变概率。

（2）儿童甲状腺结节中，恶性结节的比例高于成人，可高达20%，经甲状腺核素显像证实的热结节也存在恶性风险。因此，对儿童的热结节要进一步评估。

（3）儿童的恶性结节通常为多病灶，且伴有淋巴结转移，甚至远处转移的概率更高。因此，大部分的分化型甲状腺癌患儿宜选择全或次全甲状腺切除术治疗，术后进行放射性碘清甲清灶治疗。

（4）甲状腺结节患儿，如有甲状腺髓样癌（MTC）或多发内分泌腺瘤 2 型的家族史，建议进行 PET 基因突变检测。突变阳性者，MTC 发病率显著增高。此类患者应行预防性全甲状腺切除，切除的年龄视 MTC 发病风险的高低（根据 RET 基因突变位点评估）而定。

（5）儿童恶性甲状腺结节即便伴有转移，仍有较好的预后。分化型甲状腺癌（DTC）的长期生存率超过 90%；甲状腺髓样癌（MTC）的 5 年和 15 年生存率均超过 85%，但 30 年生存率较低（约 15%）。儿童甲状腺癌的复发率约为 10% ~35%。

240. 发生在甲状腺的癌肿有哪些

甲状腺癌是源于甲状腺上皮细胞以及 C 细胞的恶性肿瘤，约占全身恶性肿瘤的 1.3%~1.5%。其中乳头状癌最多见，恶性度较低，病程长，可生存 15~20 年，较早出现颈部淋巴结转移，但预后较好。甲状腺癌按病理类型可分为乳头状癌（80%）、滤泡状癌（11%）、髓样癌（4%）、胡特（Hurthle）细胞癌（3%）、未分化癌（2%）等。

由于乳头状癌 + 滤泡状癌（合称为分化性甲状腺癌）最常见，其患病率占整个甲状腺癌的 90% 以上，且诊断和治疗与内分泌科关系更密切，因此本书仅讨论这 2 类甲状腺癌。

 241. 什么是分化性甲状腺癌

起源于甲状腺滤泡上皮细胞，能合成分泌甲状腺球蛋白，也有摄碘功能，并且细胞形态看起来很像滤泡上皮细胞的甲状腺癌，被称为分化型甲状腺癌（DTC）。DTC 占整个甲状腺癌 90% 以上，主要包括甲状腺乳头状癌（PTC）（图 39 和图 40）和甲状腺滤泡状癌（FTC），少数为胡特细胞癌或嗜酸性细胞肿瘤。DTC 的癌细胞形态、结构和功能与正常甲状腺滤泡细胞相似程度大的，被称为高分化型甲状腺癌，反之为低分化型甲状腺癌。

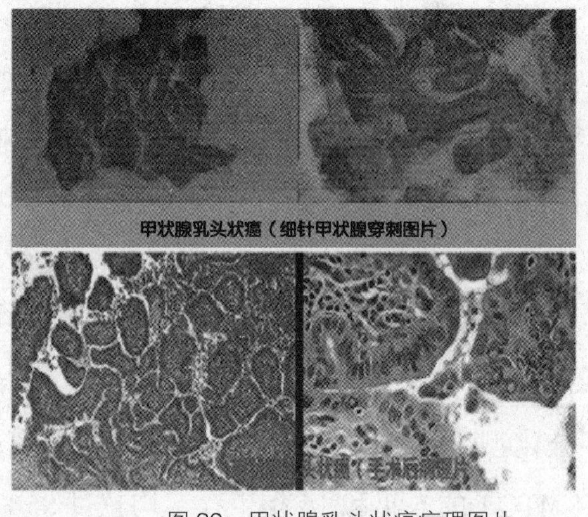

图 39　甲状腺乳头状癌病理图片

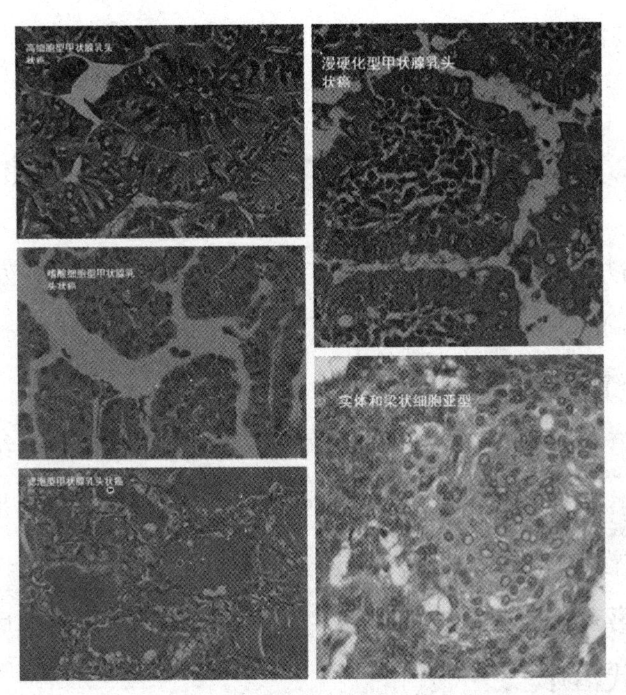

图 40　不同细胞类型乳头状癌

大部分 DTC 进展缓慢，近似良性病程，10 年生存率很高，但某些组织学亚型（PTC 的高细胞型、柱状细胞型、弥漫硬化型、实体亚型和 FTC 的广泛浸润型等）的 DTC 容易发生甲状腺外侵犯、血管侵袭和远处转移，复发率高，预后相对较差（图 41）。

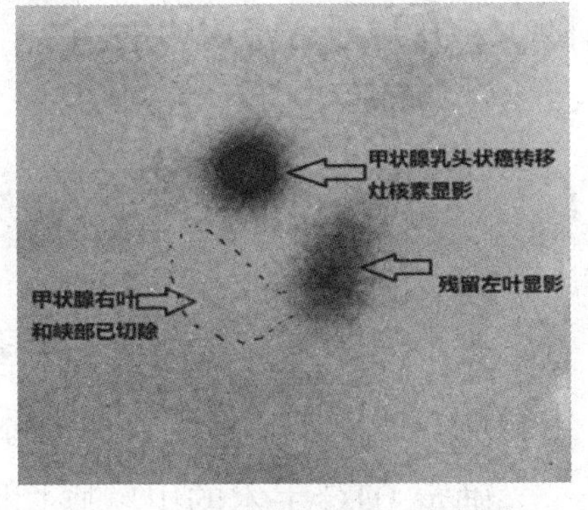

图 41　同位素扫描发现甲状腺乳头状癌转移

低分化型甲状腺癌（poorlydifferentiatedthyroidcancer）也属于 DTC 范畴，但相对少见，有岛状、梁状和实性结构，但不具备典型 PTC 的细胞核特点。该类肿瘤有高侵袭性、易转移、预后差的特点，是目前 DTC 治疗的难点之一。

242. 何为分化型甲状腺癌的治疗“三步曲”

DTC 治疗的总体发展趋势是个体化的综合治疗，涉及头颈外科（肿瘤外科）、核医学科和内分泌科。所谓 DTC 的治疗“三步曲”是治疗的 3 个步骤：

（1）第一步手术治疗，切除肿瘤、受累组织和淋巴结等。

（2）第二步根据手术中所见和术后病理报告，决定是否作术后大剂量放射性碘的清甲清灶治疗。

（3）第三步较长时间口服 L–T4 抑制 TSH 治疗和术后甲减的终身 L–T4 替代治疗。

其中，第一步手术治疗最为重要，直接影响本病的后续治疗和随访，并与预后密切相关。

243. 如何确定 DTC 手术的甲状腺切除术式

这个问题是头颈外科医生要重点考虑的问题。患者和非专科医生知道一些原则，对于配合手术治疗是有益的。

确定 DTC 手术的甲状腺切除范围时，需要考虑以下因素：肿瘤大小，有无侵犯周围组织，有无淋巴结和远处转移，单灶或多灶，童年期有无放射线接触史，有无甲状腺癌或甲状腺癌综合征家族史，以及性别、病理亚型等其他危险因素。

应根据临床 TNM（cTNM）分期、肿瘤死亡 / 复发的危险度、各种术式的利弊和患者意愿，细化外科处理原则，不可一概而论。

DTC 的甲状腺切除术式主要包括全 / 近全甲状腺切除术、甲状腺腺叶 + 峡部切除术。

244. 何为 DTC 的全 / 近全甲状腺切除术，有何优缺点

全甲状腺切除术即切除所有甲状腺组织，无肉眼可见的甲状腺组织残存；近全甲状腺切除术即切除几乎所有肉眼可见的甲状腺组织（保留 < 1g 的非肿瘤性甲状腺组织，如喉返神经入喉处或甲状旁腺处的非肿瘤性甲状腺组织）。该甲状腺切除术的优点是：

（1）一次性治疗多灶性病变。

（2）利于术后监控肿瘤的复发和转移。

（3）利于术后放射性碘治疗。

（4）减少肿瘤复发和再次手术的概率（特别是对中、高危 DTC 患者），从而避免再次手术导致的严重并发症的发生率增加。

（5）准确评估患者的术后分期和危险度分层。

该甲状腺切除术的缺点：全 / 近全甲状腺切除术后，将不可避免地发生永久性甲减；并且这种术式对外科医生专业技能的要求较高，术后甲状旁腺功能受损和 / 或喉返神经损伤的概率增大。

245.DTC 的全 / 近全甲状腺切除术适应证有哪些

（1）童年期有头颈部放射线照射史或放射性尘埃接触史。

（2）原发灶最大直径 > 4cm。

（3）多癌灶，尤其是双侧癌灶。

（4）不良的病理亚型，如 PTC 的高细胞型、柱状细胞型、弥漫硬化型、实体亚型，FTC 的广泛浸润型，低分化型甲状腺癌。

（5）已有远处转移，需行术后 ^{131}I 治疗。

（6）伴有双侧颈部淋巴结转移。

（7）伴有腺外侵犯（如气管、食管、颈动脉或纵隔侵犯等）。

（8）全 / 近全甲状腺切除术的相对适应证是：肿瘤最大直径 1~4cm，伴有甲状腺癌高危因素或合并对侧甲状腺结节。

246.DTC 的甲状腺腺叶 + 峡部切除术有何优缺点，适应证有哪些

优点：与全 / 近全甲状腺切除术相比，甲状腺腺叶 + 峡部切除术更有利于避免手术误伤甲状旁腺，也可减少对侧喉返神经损伤，也利于保留部分甲状腺功能。

缺点：有可能遗漏对侧甲状腺内的微小癌灶，不利于术后通过血清 Tg 和放射性碘全身显像监控病情，如果术后经评估还需要放射性碘治疗，则要进行再次手术切除残留的甲状腺。

适应证：局限于一侧腺叶内的单发 DTC，并且肿瘤原发灶 ≤ 1cm、复发危险度低、无童年期头颈部放射线接触史、无颈部淋巴结转移和远处转移、对侧腺叶内无结节。

相对适应证：局限于一侧腺叶内的单发 DTC，并且肿瘤原发灶 ≤ 4cm、复发危险度低、对侧腺叶内无结节，微小浸润型甲状腺滤泡状癌。

247. 按良性甲状腺结节手术，术后病理是分化型甲状腺癌，应当怎么办

（1）有条件的医院可预防此种情况发生。即手术中先做一个微创的仅切除结节的小手术，送快速冰冻病理检查，手术医生不下手术台，手术台旁等结果。如冰冻病理报告为良性结节，即可依次缝闭切口，结束手术；若冰冻病理报告为DTC，则按DTC扩大手术范围。

（2）无条件或未送冰冻病理检查，手术后病理为DTC的，应根据肿瘤的TNM分期和复发危险度分层、再次手术的风险、随访的便利性、患者的意愿和依从性等因素，进行综合分析，确定是否再次手术。

（3）需再次手术者，建议患者在自身条件允许的情况下尽早二次手术或等手术区水肿消退后（约3个月后）施行。再次手术出现并发症风险升高，手术时应特别注意避免误伤甲状旁腺和喉返神经。

（4）复发危险度低的患者，若首次手术已行患侧腺叶切除，可予以随访。

（5）复发危险度低的患者，首次手术方式为患侧腺叶部分切除（保留一部分同侧腺体），如患者依从性好、积极配合，也可暂不手术，在TSH抑制治疗下密切随访，一旦发现异常，可再次手术。

248. 如何判断分化型甲状腺癌复发危险度

（1）下列条件的DTC的复发危险度低。

1）无局部或远处转移；

2）所有肉眼可见的肿瘤均被彻底清除；

3）肿瘤没有侵犯周围组织；

4）肿瘤不是侵袭型的组织学亚型，并且没有血管侵犯；

5）清甲后行全身 ^{131}I 显像，甲状腺床以外没有发现碘摄取者。

（2）有以下任一条件者，DTC 的复发危险度为中等。

1）初次手术后病理检查可在镜下发现肿瘤有甲状腺周围软组织侵犯；

2）有颈淋巴结转移或清甲后行全身放射性碘显像发现有异常放射性摄取；

3）肿瘤为侵袭型的组织学类型，或有血管侵犯。

（3）DTC 有以下任一条件者，为复发高危组。

1）肉眼下可见肿瘤侵犯周围组织或器官；

2）肿瘤未能完整切除，术中有残留；

3）伴有远处转移；

4）全甲状腺切除后，血清 Tg 水平仍较高；

5）有甲状腺癌家族史。

249. 什么是清甲治疗，什么是清灶治疗

放射性碘治疗是分化型甲状腺癌（DTC）治疗两步曲中的第 2 个步骤。

该步骤治疗包含 3 个层面：

（1）清甲治疗　采用放射性碘清除 DTC 术后残留的正常甲状腺组织，以便在随访过程中通过血清 Tg 水平或 ^{131}I 全身显像监测病

情进展，利于对 DTC 进行再分期。简称 ^{131}I 清甲治疗。

（2）辅助治疗（adjuvanttherapy） 探测并清除术后潜在的微小残留癌灶，以降低复发及肿瘤相关死亡风险。

（3）清灶治疗 采用 ^{131}I 清除手术不能切除的远处或近处的转移癌灶，以改善疾病相关生存率及无病生存率。简称 ^{131}I 清灶治疗。

治疗的基础是分化型甲状腺癌的癌细胞在 TSH 的刺激下具有摄取 ^{131}I 的能力，进入癌细胞的 ^{131}I 的射线可杀死癌细胞。

250. 为什么要对手术后的分化型甲状腺癌（DTC）进行清甲治疗

DTC 手术后，医生会根据病理结果，癌灶的大小、数量，癌灶是否侵及甲状腺包膜和甲状腺外组织，有无淋巴结转移或远处转移，以及患者的意愿等，综合分析并提出是否进行清甲治疗的建议。放射性碘的清甲治疗有 4 个目的：

（1）提高通过血液中甲状腺球蛋白（Tg）水平判断癌症复发/转移的准确性。正常甲状腺组织和癌组织都能产生 Tg，如果有正常甲状腺组织存在，即便血中 Tg 水平升高，也不能判断一定是甲状腺癌转移灶或复发产生的。

（2）提高放射性碘全身扫描发现甲状腺癌复发或转移病灶的准确性。如果颈部仍有残留的正常甲状腺组织会竞争性摄取大部分放射性碘，癌的转移灶可能因显影不清而漏诊。

（3）清甲后可提高以后的清灶疗效。如果仍有残留的正常甲状腺组织存在，在清灶治疗中会抢走大部分放射性碘，使得复发或转移的癌组织得不到足量的放射性碘，疗效会大打折扣。

（4）清甲也杀死了隐藏在正常甲状腺组织中的癌细胞或微小癌灶（兼顾了辅助治疗）。

251. ^{131}I 清甲治疗的适应证与禁忌证是什么

^{131}I 清甲治疗的适应证：

（1）存在癌灶对周围组织明显侵犯（术中可见）、淋巴结转移或远处转移（如肺、骨、脑等器官）者需行 ^{131}I 清甲治疗。

（2）肿瘤较小（≤ 1cm），没有周围组织的明显侵犯，没有淋巴结转移及其他侵袭性特征者可不推荐行 ^{131}I 清甲治疗，除此之外均可考虑 ^{131}I 清甲治疗。

（3）甲状腺组织已经全切患者，为了方便随诊，可以行 ^{131}I 清甲治疗，这些患者残留甲状腺组织被清除后，在随访中可以通过检测 Tg 及 ^{131}I 全身扫描了解 DTC 的复发和转移，简化随诊检查内容。

^{131}I 治疗的禁忌证：①妊娠期和哺乳期妇女；②计划 6 个月内妊娠者。

252. 放射性碘清甲治疗前要做哪些准备工作

（1）术前常规测定甲状腺激素、TSH、Tg、甲状腺球蛋白抗体（TgAb）、血常规、肝肾功能，并行颈部超声、心电图、胸部 CT 或胸部 X 线检查等。

（2）如发现残留甲状腺组织过多，建议先二次手术，尽量切除残留的甲状腺组织，再清甲治疗，才能获得好疗效。虽然清甲可以清除残留甲状腺，但不推荐以此替代手术。

（3）如发现有手术可切除的癌转移灶，先手术再清甲。如有手术的禁忌证或患者拒绝再次手术，才可考虑直接进行清甲。

（4）一般状态差，伴随有其他严重疾病或其他高危恶性肿瘤者，先纠正一般状态，治疗伴随疾病，之后再考虑清甲治疗。

（5）清甲前，停用 L–T4 至少 2 周或注射外源性 TSH，使血清 TSH 升高至 30mIU/L 以上，以刺激甲状腺滤泡上皮和癌细胞摄取放射性碘。

（6）清甲前应低碘饮食（< 50mg/d）。避免应用含碘造影剂和含碘药物（如胺碘酮等）。

（7）清甲前不宜做放射性碘全身扫描。

（8）清甲治疗前，患者应接受辐射安全防护指导。

253. 放射性碘清甲治疗的剂量如何确定

目前，首次清甲治疗多采用固定剂量 100mCi（毫居里）的 ^{131}I，这个剂量是治疗甲亢的 10 倍以上。在部分低、中危患者采用较低剂量（3~75mCi）也能有效完成清甲治疗，但单次治疗成功率可能偏低。残留甲状腺组织多、合并肾功能异常者，首次清甲治疗剂量要酌减。

下述情况，清甲治疗同时兼顾清灶目的，可直接应用 100~200mCi ^{131}I：①残留较多手术不能切除的 DTC 癌灶；②伴发颈部淋巴结或远处转移，无法手术或患者拒绝手术；③不明原因的血清 Tg 水平明显升高。

254. 放射性碘清甲治疗的短期不良反应

清甲治疗后 2 周内常见的不良反应包括乏力、颈部肿胀和咽部不适、口干甚至唾液腺肿痛、味觉改变、鼻泪管阻塞、上腹部不适甚至恶心、泌尿道损伤等。

嚼无糖口香糖、按摩唾液腺可减轻唾液腺的辐射损伤，多饮水可帮助肾脏加速排泄未被甲状腺组织或癌组织摄取的放射性碘，减少身体其他部位辐射接触时间。口咽部、甲状腺部位疼痛，可对症口服一些非甾体消炎镇痛药。上述症状多出现于清甲治疗 1~5 天内，常自行缓解，多数人无须特殊处置。

255. 放射性碘清灶治疗的适应证

适用于无法手术切除，但具备摄碘功能的 DTC 转移灶（包括局部淋巴结转移和远处转移）。治疗目的为清除病灶或部分缓解病情。

清灶治疗的疗效与转移灶摄取 ^{131}I 的程度和 ^{131}I 在病灶中的滞留时间直接相关，还受到患者年龄、转移灶的大小和部位，以及病灶对 ^{131}I 的辐射敏感性等因素的影响。年轻患者获得治愈的可能性较大，软组织和肺部的微小转移灶易被清除；已形成实质性肿块的转移灶或合并骨质破坏的骨转移，即使病灶明显摄取 ^{131}I，清灶治疗的效果也往往欠佳。高龄、伴随其他严重疾病或无法耐受治疗前甲减者，不宜采用 ^{131}I 清灶治疗。位于关键部位的转移灶（如颅内或脊髓旁、气道内、性腺旁转移等），不适合 ^{131}I 清灶治疗，建议手术或采用其他方法。

256. 如何实施和随访 ^{131}I 清灶治疗

首次 ^{131}I 清灶治疗应在 ^{131}I 清甲至少 3 个月后进行。单次 ^{131}I 清灶治疗剂量推荐为 100~200mCi；围清灶治疗期的处理基本与清甲治疗相同。

清灶治疗后 2~10 天进行放射性碘的全身扫描，初步评估治疗效果；清灶治疗 6 个月后，再次进行疗效评估。如治疗有效（血清 Tg 持续下降，影像学检查显示转移灶缩小、减少），可重复清灶治疗。若清灶治疗后血清 Tg 仍持续升高，或影像学检查显示转移灶增大、增多，或 PET-CT 发现新增的高代谢病灶，则提示治疗无明显效果，应考虑终止 ^{131}I 治疗。

257. 重复 ^{131}I 清灶治疗安全性如何

^{131}I 清灶治疗属于相对安全的治疗方法。迄今为止，尚无法通过前瞻性临床研究确定 ^{131}I 治疗剂量的上限（包括单次剂量和累积剂量）。

回顾性统计分析提示，随着 ^{131}I 治疗次数增多和 ^{131}I 累积剂量加大，辐射不良反应的风险也会增高。较常见的不良反应包括慢性唾液腺损伤、龋齿、鼻泪管阻塞或胃肠道反应等。^{131}I 治疗罕见引起骨髓抑制、肾功能异常，可通过治疗前后监测血常规和肾功能及时发现。

^{131}I 治疗与继发性肿瘤的关系无一致结论。没有足够证据表明 ^{131}I 治疗会影响生殖系统，但建议女性在 ^{131}I 治疗后 6~12 个月内避免妊娠，男性患者需避孕 6 个月。

258. 放射性碘治疗的防护原则是什么

放射性碘治疗对甲状腺癌患者是有益的，但对周围的人和环境是有害的。治疗最初 2 天，患者的血液、唾液、汗液和尿液里有高辐射量放射性碘。根据相关法规应为患者建立辐射隔离区，辐射隔离的时间至少不低于 48 小时。

为保证患者、家属以及医疗工作人员的辐射安全，^{131}I 治疗场所设计要符合相关法规的要求。住院隔离区的设计和监控基本要求为：隔离区患者间宜有适当的距离防护。为方便应急处理，应设计紧急隔离病室，方便在屏蔽防护下对患者的紧急情况进行处理。专用病房区的专用放射性下水管和污物处理装置需符合相关法规要求。

辐射隔离 48 小时后出院回家的患者，要做到：

（1）单独睡觉 3 天，3 天内不得与他人接吻或性交。

（2）3 天内不乘坐公共交通，不去影剧院，不观看体育赛事。同别人接触保持 1m 距离，每次接触时间不超过 1 小时。

（3）不能哺乳，不能同婴幼儿亲密接触。

（4）患者血液、唾液、汗液和尿液里仍然有一定量放射性碘，因此患者需要经常洗手并单独使用洗浴器具；使用独立的餐具；3 天内独立清洗自己的衣服和床单；每次如厕，避免排泄物乱溅，并及时冲洗，至少冲洗 2 次。

259. 如何评估分化型甲状腺癌是否临床治愈

分化型甲状腺癌患者经过手术治疗，又行放射性碘治疗，如满足下列标准，可被认定为“肿瘤临床治愈”：

（1）没有肿瘤存在的临床证据；

（2）没有肿瘤存在的影像学证据；

（3）清甲治疗后的放射性碘全身扫描显像，没有发现甲状腺床和床外组织摄取 ^{131}I；

（4）TSH 抑制状态下和 TSH 刺激后，在无 TgAb 干扰时，测不到血清 Tg（一般为 $Tg<1\ \mu g/L$）。

260. 何为分化型甲状腺癌的 TSH 抑制治疗

分化型甲状腺癌（DTC）的癌细胞表面同正常甲状腺滤泡细胞一样有 TSH 受体，所谓受体就是能同激素结合的结构，如果把激素看成“钥匙”，那受体就是“锁”。当 TSH 水平升高，就会通过同受体结合刺激癌细胞的增殖、复发或转移，因此，TSH 水平与甲状腺癌复发及病死率间呈正相关的关系。

TSH 抑制治疗是 DTC 治疗“三步曲”的第二步。该治疗是指手术后或清甲治疗后应用甲状腺激素（L–T4）将 TSH 抑制在正常低限或低限以下，甚至检测不到的程度，一方面补充 DTC 患者没有甲状腺后（甲状腺被手术和清甲消灭了）所缺乏的甲状腺激素，另一方面抑制 DTC 细胞生长。一般均于 ^{131}I 治疗后 24~48 小时开始补充甲状腺素，推荐口服 L–T4。

TSH 抑制治疗可明显降低甲状腺癌复发和死亡的危险性，提高患者的生存率，改善患者的生存质量。

261. 如何选择分化型甲状腺癌（DTC）患者 TSH 抑制治疗的目标

DTC 患者 TSH 抑制治疗存在双重风险：

其一，L-T4 剂量不够，不能把 TSH 抑制到很低的水平，则癌肿复发、转移及患者病死率增加的风险升高，尤其是那些肿瘤复发高危者。

其二，长期口服超生理剂量 L-T4，TSH 抑制得很好，但亚临床甲亢状态，特别是 TSH 长期维持在很低水平（< 0.1mU/L）时，对于老年人会加重其心脏负荷，引发或加重心肌缺血和心律失常，特别是增加房颤的发生；对于围绝经期妇女，会影响钙磷代谢，增加骨质疏松的发生率和骨折风险。

因此，DTC 患者 TSH 抑制治疗的目标选择是个精准治疗问题，需要综合评估两个方面风险，做出个体化决定。表 18 为 DTC 患者 TSH 抑制治疗的双重风险分层。

表 18　DTC 患者 TSH 抑制治疗的双重风险分层

DTC 复发风险分层	TSH 抑制治疗副作用风险分层
下列条件的 DTC 的复发危险度低： 无局部或远处转移； 所有肉眼可见的肿瘤均被彻底清除； 肿瘤没有侵犯周围组织； 肿瘤不是侵袭型的组织学亚型，并且没有血管侵犯	下列条件者为治疗副作用低危组： （1）中青年；（2）无症状者；（3）无心血管疾病；（4）无心律失常；（5）无肾上腺素能受体激动的症状或体征；（6）无心血管疾病危险因素（7）无合并疾病；（8）绝经妇女；（9）骨密度正常；（10）无骨质疏松的危险因素

续表

DTC 复发风险分层	TSH 抑制治疗副作用风险分层
如果该患者清甲后行全身 ^{131}I 显像，甲状腺床以外没有发现碘摄取者有以下任一条件者，DTC 的复发中危组： 初次手术后病理检查可在镜下发现肿瘤有甲状腺周围软组织侵犯； 有颈淋巴结转移或清甲后行全身放射性碘显像发现有异常放射性摄取； 肿瘤为侵袭型的组织学类型，或有血管侵犯	有以下任一条件者为治疗副作用中危组： （1）中年；（2）高血压；（3）有肾上腺素能受体激动的症状或体征；（4）吸烟；（5）存在心血管疾病危险因素或糖尿病；（6）围绝经期妇女；（7）骨量减少；（8）存在骨质疏松的危险因素
DTC 有以下任一条件者，为复发高危组： 肉眼下可见肿瘤侵犯周围组织或器官； 肿瘤未能完整切除，术中有残留； 伴有远处转移； 全甲状腺切除后，血清 Tg 水平仍较高； 有甲状腺癌家族史	有以下任一条件者为治疗副作用高危组： （1）临床心脏病； （2）老年； （3）绝经后妇女； （4）伴发其他严重疾病

262.DTC 患者 TSH 抑制治疗的目标是什么

TSH 抑制水平与 DTC 的复发、转移和相关死亡的关系密切，尤其是复发率高的 DTC 患者。TSH ＞ 2mIU/L 时，癌症相关死亡和复发增加。指南推荐目标：

（1）高危 DTC 患者 TSH 抑制＜ 0.1mIU/L 时，肿瘤复发、转移及病死率均显著降低。TSH 抑制治疗副作用风险中高危者 1 年以后可放宽至 0.1~0.5mIU/L。但不论术后 1 年还是 1 年以后，中高危 DTC 患者应尽量将 TSH 水平抑制在 0.1mIU/L 以下为好。

（2）复发低危的 DTC 患者 TSH 应抑制在 0.1~0.5mIU/L，TSH 抑

制＜0.1mIU/L 时，无额外收益。术后 1 年内，TSH 抑制治疗副作用风险低危者目标 TSH 为 0.1~0.5mIU/L，TSH 抑制治疗副作用风险中高危者为 0.5~1.0mIU/L；1 年以后，两组 TSH 水平分别为 0.5~2.0mIU/L 和 1.0~2.0mIU/L。

（3）少见的某些低分化型 DTC 的生长、增殖并非依赖于 TSH，对此类患者 TSH 抑制无效，仅给予 L-T4 替代治疗甲减即可。

263. 如何实施左甲状腺素（L-T4）对 DTC 患者 TSH 的抑制治疗

第一步：根据 DTC 患者 TSH 抑制治疗的双重风险分层，分析特定患者的具体病情，确定个体化的 TSH 抑制目标。

第二步：根据 TSH 抑制目标和患者年龄、伴随病等情况，确定初始用量。

第三步：定期复查 TSH，根据 TSH 抑制目标，逐步调整 L-T4 剂量，直至达到目标剂量。

对已清除全部甲状腺的 DTC 患者，抑制治疗的 L-T4 剂量通常高于甲减时的单纯替代剂量，平均剂量为 1.5~2.5 μg/（kg · d）；因老年人甲状腺激素外周降解率降低，则老年患者达到 TSH 抑制目标的 L-T4 剂量较年轻人低 20% ~30%。

L-T4 的起始剂量与患者年龄和伴发疾病情况有关。指南推荐：L-T4 的起始剂量 / 年轻患者一般直接启用目标剂量，平均剂量为 1.5~2.5 μg/（kg · d）；50 岁以上患者则根据伴发疾病情况分层，无冠心病及其倾向者，L-T4 的起始剂量一般为 50 μg/（kg · d），有冠心病或其他高危因素者则从12.5~25 μg/（kg·d）开始。

L–T4最终剂量的确定有赖于血清TSH的监测。L–T4剂量调整阶段，约每4周测1次TSH，逐渐增加L–T4剂量直至TSH达标。达标后延长TSH检测间隔，达标后1年内每2~3个月、2年内每3~6个月、5年内每6~12个月复查甲状腺功能，以确定TSH维持在目标范围。

264.DTC患者TSH抑制治疗中如何服用L–T4

早餐前空腹顿服L–T4最利于维持稳定的TSH水平。部分患者需要根据冬夏季节TSH水平的变化调整L–T4用量，一般规律是冬增夏减。

口服L–T4后，应间隔足够时间后服用某些药物或食物。如与维生素、滋补品间隔1小时；与含铁、钙食物或药物间隔2小时；与奶、豆类食品间隔4小时；与降脂药物，如考来烯胺、降脂树脂等间隔12小时。

265. 如何预防DTC患者TSH抑制治疗的心血管系统副作用

首先评估患者TSH抑制治疗的副作用风险。对50岁以上人评估基础心脏情况需做心电图，如动态心电图和超声心动图；测血压、血糖和血脂；要注意是否有心血管病的危险因素如吸烟、超重或肥胖、缺乏体力活动、高血压、血脂异常、高血糖或糖尿病等。结合肿瘤复发风险，个体化确定 TSH 的目标值。

根据 TSH 目标值和患者年龄、伴随病等情况，确定 L-T4 初始用量、调整方法。

TSH 抑制治疗期间，指南推荐：TSH 抑制治疗心血管副作用风险高者，如无 β 受体阻滞剂禁忌证，可选择性地应用 β 受体阻滞剂预防心血管系统副作用。

目标 TSH ＜ 0.1mU/L：年龄≥ 65 岁用药（β 受体阻滞剂）；年龄＜ 65 岁者，如有心脏病、甲亢症状或心血管危险因素者要用药。

目标 TSH 0.1~0.5mU/L：年龄≥ 65 岁考虑用药；年龄＜ 65 岁者，有心脏病或有甲亢症状者要用药；有心血管危险因素考虑用药。

266. 如何防治 DTC 绝经后女性 TSH 抑制治疗的骨质疏松风险

2015 年前瞻性研究证实，TSH 抑制治疗对骨质的影响仅限于绝经后女性，而且仅限于 L-T4 开始治疗 1 年内。由此可见，TSH 抑制治疗对普通人群的骨质影响有限，对绝经后女性的影响也可防可治。

对 DTC 绝经后女进行 TSH 抑制治疗前，先评估基础骨矿化状态测定骨密度、血清钙 / 磷、24 小时尿钙 / 磷、骨转换生化标志物；生活中指导患者戒烟、限酒、运动锻炼。此后定期监测骨密度等。

接受 TSH 抑制治疗后，应该启动骨质疏松预防方案，补充钙元素 1000mg/d 和维生素 D 400~800U/d。对于本身已存在骨质疏松的绝经后女性，应立即启动抗骨质疏松治疗，在补充钙元素 1000mg/d 和维生素 D 800~1200U/d 的基础上，给予抑制骨吸收的药物，例如口服或静脉注射双磷酸盐，或有条件时给予促进骨形成的治疗。

267. 分化型甲状腺癌（DTC）治疗的总体预后如何，有何忠告

分化型甲状腺癌（DTC）治疗的总体预后良好，被认为是可治愈的 2 个癌症之一。

有研究对 1528 例 DTC 患者进行初治后 40 年随访，总复发率为 35%，其中 2/3 发生在初治后 10 年内。因此，DTC 初治后 10 年内避免复发是关键。

DTC 术后 10 年内复发率较高，TSH 抑制治疗至少要持续 5~10 年。5~10 年后如患者无病生存，可停止 TSH 抑制性治疗，转为 L–T4 替代治疗。不论是 TSH 抑制治疗，还是 L–T4 替代治疗，都应注意随访，监控 TSH 水平（调整 L–T4 剂量）、心血管系统状态（心脏功能，有效预防心血管系统副作用）、骨骼系统的状态（尤其是绝经后妇女，预防骨质疏松）。

对分化型甲状腺癌者有 5 点忠告：

（1）DTC 患者术后应及时接受 TSH 抑制治疗。

（2）DTC 高危患者 TSH 值应长期控制在 0.1mU/L 以下。

（3）TSH 抑制治疗的副作用高危患者，综合双风险分层分析，个体化进行治疗。

（4）TSH 抑制治疗应持续 5~10 年。

（5）重视 TSH 抑制治疗中肿瘤复发和治疗副作用的随访和防治。